TRAITÉ

DE L'ORIGINE DES MALADIES
ET DE L'USAGE
DE LA POUDRE PURGATIVE

Par Me. JEAN AILHAUD, Docteur en Médecine de la Ville d'Aix.

Le prix de ladite Poudre est de 25. sols la prise.

TRACTATUS

DE MORBORUM ORIGINE
ET DE USU
PULVERIS PURGATIVI,

Authore D. JOANNE AILHAUD, Doctore Médico Civitatis Aquensis.

Qualibet hujus Pulveris portio venditur viginti & quinque assibus.

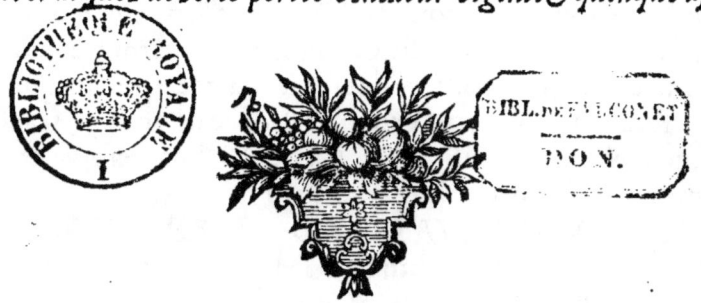

A AVIGNON,

Chez FORTUNAT LABAYE, Imprimeur, Libraire à la Place de Saint Didier. 1742.

Avec Permission des Superieurs.

AD LECTOREM

IN tractatu quem anno 1738. edidi, non aliud tùnc erat in animo, nisi dare ideam etsi adhùc confusam mei sistematis circa morborum originem, & usum mei pulveris purgativi; reputans sat esse offerre remedium, securus quod-se ipsum sufficienter proderet, si aliquando ad experimentum adduceretur. Spem meam non delusit eventus, ab omni enim regione ad quam pervenit, mirabilium ejus effectuum testimonia non suspecta recepi quæ adhùc præ manibus teneo.

Indicarunt mihi tamen quidam se desiderare, ut clariorem & profundiorem de eo darem notitiam ad majorem infirmorum consolationem; & cum ad exteras usque gentes pervenerit meus libellus, dederunt consilium, ut cum ipsi novam darem, magisque methodicam formam, simul hunc eundem ad Linguam Latinam adducerem, ut omni nationi vulgatus evaderet. Dulcis me raptavit amor, quodque votis tam sapienter optabant, jam adimplere conatus sum.

Rogo ergò omnes hujus secundi libelli lectores, ut hunc sinè præoccupatione legant, ut errata sive Authori, sive Typographo elapsa, aut condonent, aut corrigant; & si brevitas, cui fortè nimis consului, non mihi permittat cunctas desideratas spargere notitias, scribat ad me quicumque voluerit, ferat epistolarum expensas, & quæ dubia tractatu meo moverim, responsis meis particularibus resolvere pergratum mihi semper erit.

LIBRARIUS AD LIBRUM.

Parve liber, magnæ ditissima semina mentis.
   Artis apollineæ tota minerva probæ,
O pretiosa seges formoso ditior auro,
   O virtutis opus, quod pia dextra dedit;
Vade novus, sed firmus eas, tu cursites orbem,
   Fervidus hùc illùc pervola utrumque polum,
Et quæ scinduntur studia in contraria gentes
   A te uno dociles, Dogmata sana rogent.
Non mortale genus, non quisquis languidus umquam
   Numina si demas, debitor ipse fuit
Aut dextris operi sic tanto protinùs aptis,
   Aut sibi qui fuerit Doctor amicus ita.

AU LECTEUR

DANS le Traité que j'eus l'honneur de donner au Public en 1738., je ne m'attachay d'abord qu'à luy donner une idée & même affés confuse de mon fisteme fur l'Origine des maladies & fur l'ufage de ma Poudre purgative ; me contentant d'offrir le remede, bien affuré qu'il fe produiroit luy même, fi on commençoit a l'eprouver. Le fuccés n'a pas dementi mon esperance, & j'ay eu la confolation de reçevoir de tous les endroits ou il eft parvenû, des temoignages non fufpects de fes admirables effets que j'ay encore tous en main.

On ma pourtant fait connoître qu'on fouhaiteroit que j'en donnaffe une connoiffance plus diftincte & plus profonde pour la plus grande confolation des malades ; & comme mon petit Livre à penetré jufqu'aux païs étrangers, on m'a confeillé, en luy donnant une forme plus methodique, de le traduire en Langue Latine, a-fin qu'il pût être entendu de toutes les nations. Je n'ay pas cru devoir me refufer à des fouhaits fi raifonables, & fi gracieux.

Je prie donc tous ceux qui liront ce petit Ouvrage, de le lire fans prevention, d'excufer les fautes qui auront echappées & à l'Auteur, & à l'Imprimeur ; & fi la brieveté que je me fuis propofé, ne me permet pas de donner tous les éclairciffemens qu'on fouhaiteroit, qu'on me faffe l'honneur de m'écrire, qu'on affranchiffe les Lettres, & je feray charmé d'achever par mes réponfes particulieres, ce que je n'auray que commencé par mon Traité.

LE LIBRAIRE AU LIVRE.

Petit Livre riche tréfor,
    Abregé de la Medecine,
Plus precieux que le bel Or,
    Ouvrage d'une main Divine,
Va parcourir tout l'Univers,
    Paffe de l'un à l'autre pole,
Et que tous les peuples divers,
    Viennent s'inftruire à ton École.
Jamais la race des humains,
    Après Dieu ne fut redevable,
Ni à de plus habiles mains,
    Ni à un Auteur plus aimable.

TRACTATUS
DE MORBORUM ORIGINE ET DE USU PULVERIS PURGATIVI,

ARTICULUS I.
de morborum Origine.

§. I.
Quam vehementer hominis intersit propriam sui corporis conservare salutem.

Nulla pretiosior attentio occurrit homini ingredienti in hunc mundum, quam ut propriæ sui corporis consulat sanitati: hâc enim languente languent, hâcque corruente ruunt nedum dulces vitæ hujus deliciæ, verùm & cuncta naturæ dona, imò & fertilis ille ager in quo potuissent fructificare cœlestia divinæ gratiæ germina.

Huic fovendæ & conservandæ ab origine mundi incubüere homines, alii aliis, unusquisque prout sibi aptiùs visum est, modum viamque arripiens.

Horum omnium non potui non laudare conatum, in multis eruditionem non demirari, exitum autem approbare: horum pace dixerim, faveantque non dedignari; nec animus tulit, nec calamus scribere valuit.

Erraverunt ab utero, quicumque mirabile naturæ opus perturbare, imò vel tangere voluere. Hujus opus, opus intelligentiæ superioris, cui famulari laudabile; cui velle dominari nefas. Cujus quidem Spectatores, Imitatores, & Ministri debent esse Medici omnes; at nusquam Perturbatores, Laceratores, & Tyranni.

Hæc ministerialis aptitudo paucis data est, & in quibusdam videtur innata, donum Dei desursum descendens; in aliis verò, longo labore parta & acquisita. Quocumque modo habeatur: ipsa est quæ hos homines efficit verè Reipublicæ caros. Ipsa est, ratione cujus debent haberi tan-

TRAITE'
DE L'ORIGINE DES MALADIES,
ET DE L'USAGE
DE LA POUDRE PURGATIVE.

ARTICLE I.
de l'Origine des maladies.
§. I.
Combien il importe à l'homme de conserver la santé de son propre Corps.

DE toutes les attentions qui se présentent à l'homme dès son entrée dans le monde, la plus interessante est sans doute celle qui regarde la conservation de son Etre, je veux dire sa santé. Car si elle vient a languir, n'est il pas vray que tout languit avec elle ? Et si elle se detruit, tout ne perit il pas aussi, & delices de cette vie, & dons de la nature, & même ce riche fonds ou les celestes semences de la grace auroient pû germer & prendre leurs glorieux & salutaires accroissemens ?

On a d'abord été si convaincu de cette verité dès le commencement du monde, que chacun a crû devoir s'appliquer à la conserver, & à l'augmenter ; l'un d'une façon, & l'autre de l'autre, chacun par la route qui lui a paru la plus convenable.

Je ne puis que loüer leurs efforts & admirer l'érudition de plusieurs, mais quant au succés : qu'ils me permettent de le leur dire, je n'ay pû ni me resoudre à l'approuver, ni me resoudre à l'écrire.

Ils ont tous erré dès le sein de leur Mere, dès-lors qu'ils ont voulu ou troubler, ou même toucher à l'Ouvrage toûjours admirable de la nature. Cet Ouvrage est l'Ouvrage d'une intelligence superieure, à laquelle il est bien permis de preter homage, mais sur laquelle il ne fut jamais permis de vouloir dominer. Les Medecins peuvent bien & même doivent être ses Spectateurs, ses Admirateurs, & ses Ministres ; mais jamais ses Perturbateurs, jamais ses Lacerateurs, jamais ses Tyrans.

Cette aptitude à secourir & à aider la nature est donnée à peu, & a quelques uns elle semble être naturelle, c'est un don de Dieu à qui ils en sont rédévables ; dans quelques autres elle est acquise, & n'est acquise que par un long & penible travail. De quelque maniere que ce soit : c'est elle qui rend ces hommes veritablement chers a la Republique, c'est elle qui les doit faire

quam homines quos creavit altissimus ad solatium populi sui, tanquam homines digni quibus locum honoris dent viri prudentes ; quosque sapiens non patiatur à se recedere sinè aliquâ suæ venerationis & gratitudinis notâ.

Qualis est ergò, quæve hæc aptitudo, quæ debet quasi obsignare & insignire Medicum, hæc aptitudo, inquam, ad ministrandum & succurrendum naturæ, & in quo propriè consistit ipsa ? Erit-ne relevare naturam quando actu mortaliter labitur, & est in suâ actuali destructione ? non profecto. Hoc esset velle ut Medicus mortuos, ut ita dicam, resuscitaret. Ejus enim tùnc solius est, hanc sic ruentem relevare, cujus fuit hanc creare. Erit-ne hanc deviare a cursu ordinario suarum operationum, aut aperiendo ipsi novos exitus, aut hanc faciendo retrogredi, aut ipsi vim quocunque modo inferendo ? Qualis non esset hæc temeritas ! Velle sic aut turbare aut invertere cursum operationum ita sapienter stabilitum ab ipsomet auctore naturæ ! Quid ergo erit ? Ecce : nec oblivioni detur. Est removere quod obstat operationi naturæ, quæ ex semet-ipsâ habet quidquid sibi necessarium est ad se reparandam, & quæ se reparabit statim ac ablatum fuerit quod sibi est incommodum, & à quo impeditur ne continuet cursum admirabilem suarum operationum sibi à suo auctore sapientissimè stabilitum.

Eccè unicum officium quo debet fungi Medicus. *Removere prohibens* : amovere id a quo impeditur natura à continuandis operationibus suis, & ipsi deinde subministrare bona & proportionata alimenta ; ut novis adjuta viribus, suas easdem possit continuare operationes : tùnc exonerata & libera, totum suum primum reassumet vigorem, & suam primam recuperabit sanitatem. Quid enim vocatur sanitas, nisi hæc integra nostri corporis virtus quam à natura sortiti sumus ? Quid autem vocatur morbus, nisi quidquid hanc pretiosam corporis nostri integritatem vel alterare, vel contaminare, vel depravare, vitiare quocunque modo vel corrumpere tentat ?

Multiplices nimiùm sunt hujus modi morbi. Ii tamen quibus acerbiùs & frequentiùs agitari solemus, sunt Pleuritides, Peripneumoniæ, Apoplexiæ, sanguinis eruptiones, inflammationes, Eresipelatia tum generalia tum privata, Epi-

regarder comme des hommes que le très-haut a mis au monde pour le foulagement de fon Peuple, comme des hommes dignes d'être traités avec diftinction par les fages ; & l'homme prudent ne les laiffera jamais partir d'auprès de foy fans leur donner quelque marque de fa veneration & de fa reconnoiffance.

Quelle eft donc cette aptitude qui doit faire proprement le Caractere du Medecin : cette aptitude, dis-je, à fecourir & à aider la nature ? Et en quoy confifte t'elle ? Sera-ce de rélever la nature quand elle eft actuellement dans fa chûte mortelle & fon actuelle deftruction ? Non certainement. Ce feroit vouloir qu'un Medecin reffufcita pour ainfi dire les morts ; car il n'appartient de la rélever alors, qu'à celuy qui là créee. Sera-ce de detourner le cours ordinaire de fes operations, ou en luy ouvrant de nouvelles iffuës, ou en luy faifant rebrouffer chemin, ou en la violentant en quelque autre maniere ? Quelle temerité ne feroit-ce pas de vouloir ainfi troubler & renverfer un Cours d'Operations fi fagement établi par l'Auteur même de la nature ? Que fera-ce donc ? Le voici & qu'on ne l'oublie pas. C'eft d'ôter tout ce qui s'oppofe à l'operation de la nature qui d'elle même à tout ce qu'il faut pour fe reparer, & qui fe reparera dèlors qu'on luy aura ôté ce qui l'incommode & l'empêche de continuer le cours admirable de fes Operations qui luy a été préfcrit par fon Auteur.

Voilà l'unique office qu'à à faire le Medecin. *removere prohibens:* c'eft d'ôter ce qui empêche la nature de continuer le cours de fes Operations, & de luy fournir enfuite de bons & proportionnés alimens ; pour l'aider par de nouvelles forces à continuer fes mêmes Operations : c'eft alors que libre, & degagée, elle réprendra toute fa premiere fanté. Car qu'appellons nous fanté, fi non cette entiere force de nôtre corps que nous avons reçûe de la nature ? Et qu'appellons nous maladie, fi non tout ce qui altere, foüille, déprave, vicie, attente de quelque maniere que ce foit de détruire cette précieufe integrité de nôtre corps ?

Ces maladies font de plufieurs efpéces. Celles cependant qui font les plus ordinaires, & les plus facheufes, font les Pleurefies, les Peripneumonies, les Apoplexies, les Hemorragies, les Inflammations, les Erefipeles particulieres & univerfelles, les Epilep-

lepſiæ, colici dolores cujuſcumque ſint generis; Febres aſſiduæ, contagioſæ, & intermittentes; Variolæ, morbilli, Diarrhæa, Teneſmus, Torſiones, Dyſenteriæ, & omnes omninò Fluxiones, Lües venerea, Arthritis ſeu Podagra, Rheumatiſmus, ſtomachi dolores, gravitates, & plenitudines cum nauzeâ, hydropiſis, hemorrhoides, fluores albi mulierum nuptarum & virginum, omniaque mala huic ſexui communia; denique infinita alia, quorum longior narratio non poſſet non eſſe faſtidioſa.

Horum omnium malorum juxta praxim communem ſanatio, ſanguinis emiſſioni glorioſè hùc uſque devoluta fuit. Error intollerabilis! Quis mihi dabit ut te laribus è patriis pellam, imò ut è mente hominum te penitùs ejicere poſſim! Cujus tu funeſta progenies! Niſi hujus alterius antiqui, indeprehenſi & cœci erroris: quod nempe *in ſanguine reſideant, aut è ſanguine fluant quilibet morbi.*

Hoc ergò exitiale monſtrum, monſtri parens, proteramus; profligemus, dejiciamus; & ſi fieri poſſit ab univerſâ terrâ eliminemus. Pro quo ſit.

§. 2.

Nullus reſidet in Sanguine, nullusque fluit è Sanguine morbus.

HÆc intemerata veritas fuiſſet apprehenſa, cognita, & apud omnes nationes à Medicis decantata; ſi à principio ad ipſammet ſanguinis naturam, proprietates, & officia profundiùs attendiſſent & altiùs attigiſſent. Hunc ſtatim perſpexiſſent ab humoribus perfectè diſtinctum, his multò ſubtiliorem, leviorem, agiliorem, calidiorem, puriorem, ut flammam puriſſimam â naturâ formatam, conſtitutam & deſtinatam tùm, ut toto corpore manans, totam corporis machinam animare, vivificare, nutrire, fovere, & in ſuo eſſe habeat incolumem conſervare: tùm ut ſuâ igneâ ſubtilitate, puritate, & agilitate; ſibi ad ſuas vegetationes & delicatiſſimas, ſubtiliſſimas, perſpicaciſſimaſque ſenſatione tam externas quam internas valeat inſervire.

Hoc ſemel attentiſſimè perſpecto, & altiſſimè attacto; concipere incœpiſſent quæ ſit ejus natura, quæ ejus ſubtilitas, puritas, homogeneitas & tranſcendentia. Imò & penè dixi, concepiſſent quæ ſit ejus incorruptibilitas. Id eſt con-

fies, toutes les especes de Coliques, les Fievres continuës, malignes & intermittentes, la Rougeole, la petite Verole, la Diarrhée, le Tenefme, les Epreintes, les Diffenteries, & tous les flux & maux veneriens ; la Verole, la Goute, le Rheumatifme, les douleurs, pefanteurs & gonflemens d'eftomac avec nauzée, les Hydropifies, les Hemorroïdes, les fleurs blanches aux filles & aux femmes, & tous les maux communs à ce fexe ; enfin une infinité d'autres dont un plus long détail ne fçauroit être qu'ennuyeux.

La guerifon de tous ces maux, felon la pratique la plus commune, a été jufqu'ici glorieufement devoluë à la Saignée. Erreur intollerable ! Qui me donnera de te chaffer de ma patrie & de pouvoir te bannir abfolument de la penfée des hommes ? Qui t'a enfantée, erreur funefte ? Qu'une autre erreur plus ancienne qu'on n'a pas apperçû & fur laquelle on s'eft aveuglé. Sçavoir que *les maladies font dans le fang, ou prennent leur origine dans le fang.*

Attaquons donc d'abord ce premier monftre qui à enfanté le fecond ; atterrons le, détruifons le, & s'il eft poffible délivrons en toute la terre. Pour cela établiffons.

§ 2.

Nulle maladie ne refide, & ne prend fon origine du Sang.

CETTE pure verité auroit d'abord été apperçûë, connûë, & publique chez toutes les nations, fi dès le commencement on avoit profondement medité, & heureufement penetré la nature du fang, fes proprietés, & fes employs. D'abord on l'auroit apperçû parfaitement diftingué des humeurs, beaucoup plus fubtil qu'elles, plus leger, plus agile, plus chaud, plus pur, comme une flame très pure formée par la nature, établie & deftinée foit, afin qu'étant repandu dans tout le corps ; il eut à l'animer, le vivifier, le nourrir, l'échauffer & le conferver fain & entier : foit afin que par fa fubtilité, fa pureté, fon agilité; il pût lui fervir pour fes vegetations & fes très-délicates, très-fubtiles, & très-claires fenfations tant externes, qu'internes.

Cela étant une fois apperçû, bien attentivement examiné, & profondement penetré ; on auroit commencé à comprendre qu'elle eft fa nature, fa fubtilité, fa pureté, qu'elle eft l'uniformité de fes parties, qu'elle eft leur union, qu'elle eft fa tranfcendance, ou fon epanchement dans tout le corps ; j'ai prefque dit : on auroit compris, qu'elle eft fon incorruptibilité; c'eft a dire qu'on auroit compris, que fi le Sang commence à fe corrompre, ou tomber en diffolution, ou en coagulation ; c'eft

B

cepiffent, quod fi femel fanguis incipiat corrumpi, & labi in diffolutionem, aut coagulationem; actum eft de ægroto. Concepiffent, quod fi non eft incorruptus, non eft fanguis; quod quandiù fubfiftit in fuâ naturâ, eft femper idem & femper eft fpes fanationis; & hic eft fenfus in quo vocavi illum incorruptibilem. Sicut aër, ignis, & alia vocitantur incorruptibilia, etfi aliâs fint abfolutè corruptibilia ut potè mixta, & divifibilia in partes ita minuftiffimas, ut ampliús non valeant fuas naturales gerere functiones. Voco etiam fanguinem incorruptibilem comparativè ad humores multó corruptibiliores, craffiores, minús in fuis partibus homogeneos; ficut Adamas, Aurum, Cedrus & alia vocitantur incorruptibilia etfi abfolutè fint omnia corruptioni obnoxia. Conformiter ad regulam Ariftotelis: cum pluribus loquendum, cum paucioribus fentiendum.

Ex his primis notitiis, defcendiffent ad particulares functiones feu magis circumftantiata officia ejufdemmet fanguinis. Perfcrutati fuiffent, quomodò a chylo fuam fumit nutritionem, & quomodò hanc ipfe dat partibus folidis. Pernotaffent, quod non plus poteft capere nutritionis quam poffit convertere de chylo, & fibi proportionare feu adaptare ad fuam propriam naturam, ad reparandum quod confumpfit in nutriendis partibus folidis, aut in exercitio fuorum officiorum. Pernotaffent quod nunquam plus convertit feù fibi aptat quam indigeat, quantumvis fit chylus abundans: ficut proportionaliter arbor etfi plantata in terrâ pinguiffimâ, non plus fibi affumit & aptat de fucco quam indigeat ad fui nutritionem & incrementa naturalia. Reliquum chyli eft extraneum fuæ naturæ; & non reftat in arteriis & venis nifi vel ut fibi fit vehiculum, vel ut ab ipfo diftribuatur & fecernatur juxta exigentiam totius machinæ. Hinc videmus quod in admirabili conftructione corporis funt plures glandulæ per quas aptiffimè diftillantur humores á fanguine fegregati; funt equidem glandulæ pro oculis, per quas ftillatur quædam humiditas favens actioni oculorum, & quandoque ftillantur etiam lacrymæ; & non aliùd. Sunt glandulæ pro auribus, per quas ftillatur humor qui fit vifcofius & flavus, ut faveat fenfationi auditus: & non aliùd. Sunt glandulæ & fupra, & ad latera nafi, per quas ftillatur mucus; & non aliùd. Sunt glandulæ in ore pro falivâ, & non

fait du malade que s'il n'est pas incorrompu, il n'est plus Sang ; que tant qu'il subsiste dans sa nature, il est toujours le même, & il y a toujours esperance de guérison ; & c'est dans ce sens, que je l'appelle incorruptible. Comme on dit communement que l'Air, le feu, & autres sont incorruptibles, quoique mixtes & divisibles en parties si petites qu'ils ne sçauroient plus faire les mêmes fonctions & consequemment absolument corruptibles. J'appelle encore le sang incorruptible par comparaison aux humeurs qui sont beaucoup plus corruptibles, plus crasses, & moins uniformes dans leur parties ; comme on appelle incorruptible le Diamant, l'Or, le Cedre&c quoiqu'absolument toutes ces choses soient sujettes à corruption. Conformement à la maxime d'Aristote qui dit qu'il faut parler avec plusieurs, & penser avec peu.

De ces premieres connoissances, on seroit passé à un détail plus circonstancié des fonctions du sang, on auroit examiné comment il prend sa nourriture du chile, & comment il la donne lui-même aux parties solides. On auroit remarqué qu'il ne peut prendre de nourriture qu'autant qu'il peut convertir du chile, & le proportionner à sa propre nature, pour reparer ce qu'il a consumé à la nourriture des parties solides, ou dans l'exercice de ses fonctions ; que jamais il n'en prend plus qu'il ne lui en faut, quelqu'abondant que soit le chile ; à peu près comme un Arbre qui, quoique planté dans une terre bien grasse, ne prend jamais que ce qu'il lui faut pour sa nourriture & ses accroissemens naturels. Tout le reste du chile est étranger à sa nature & il n'est reçû dans les Arteres & les Veines que pour lui servir de vehicule, & pour être par lui distribué & evacué conformement aux besoins de toute la machine. Ainsi voyons-nous que dans l'admirable construction du Corps il y a plusieurs Glandes par lesquelles ces humeurs se philtrent ; il y en a pour les yeux, & il y fait philtrer & couler une humidité qui favorise l'action des yeux & même des larmes ; & pas autre chose. Il y en a pour les Oreilles, & il y fait couler une humeur qui se rend ensuite visqueuse, & jaune pour favoriser & conserver la sensation de l'oüie ; & pas autre chose. Il y en a au dessus & à coté du Nez pour la morve, & pas pour autre chose. Il y en a dans la bouche pour la salive, & pas pour autre chose. Dans l'estomac pour aider à la digestion, & pas pour autre chose. Et ainsi dans plusieurs autres parties du Corps, selon les differens besoins ; & jamais une Glande ne fait naturellement la fonction de l'autre, c'est-à-dire ne philtre ce que l'autre doit philtrer. De-là, la Morve ne sort jamais par les yeux ; ni les larmes par le Nez ; ni la salive par les Oreilles ; & ainsi des autres.

pro alio ; in stomacho pro juvandâ digestione, & non pro alio, & sic in multis aliis partibus corporis secundùm varias ipsius exigentias, & nunquàm una glandula stillat naturaliter quod alia. Hinc mucus nunquám stillatur per oculos, nec lacrymæ per nasum, nec saliva per aures, & sic de aliis.

Porro facultas notavit & quidem acutè & sapientissimè, sex esse res naturales sinè quibus non possumus subsistere, quæ tamen non ingrediuntur constructionem corporis nostri: quæ sunt aër, cibus & potus, motus & quies, somnus & vigilia, excreta & retenta, & animi pathemata.

Quandò igitur hæc omnia fiunt moderatè, & sinè excessu, hoc est: quandò respiramus aërem salubrem; quandò non manducamus, nec bibimus nisi juxta exigentiam naturæ, quandò non sumimus de motu & quiete, de somno & vigiliâ, nisi moderaté; quandò venter nec est nimis lubricus, nec nimis tardus; quandò tandem passiones animi ad rationis pondus æquantur; tunc sanguis cum nec sit acceleratus, nec retardatus in suo cursu, non perturbatur in suis stillationibus; & cuncta vadunt salubri cursu. Sed si turbetur per aliquam ex his causis, hoc est: si noxium respiremus aërem, aut ejus nos temerè intemperiei exponamus; si aut motu jactemur nimio, aut molliori torpeamus otio; si somno aut crassiori decumbamus, aut breviori dejiciamus; si fallat venter aut lapsu precipiti, aut morâ segniore; si tandem immoderato aliquo jactemur animi motu sive tristitiæ, sive gaudii, iræ, invidiæ, zelotipiæ &c. Tunc perturbatur sanguis in suis stillationibus aut nimiâ velocitate, aut nimiâ tarditate; humores non stillati restant cum ipso; ab ipsis impeditur, retardatur, propellitur, alteratur, uno verbo conturbatur in suâ actione; & quandoque sunt ita abundantes hi sibi adhærentes humores, ita crassi, ita inflammati, ita vitiati, & ab illis ita ipse perturbatus, ut suum etiam amittat cursum naturalem. Et tunc ecce febris, ecce eruptiones, ecce deposita, ecce tandem undè suam ducunt originem quilibet morbi; lapsu humorum facto, modò in capite, modò in pectore, modo in stomacho, modò in lumbis, super brachia, super crura &c. Juxta variam partium debilitatem quæ cedit seù obedit eorum torrenti.

Animis non præoccupatis, hæc sola & simplex expositio,

Or la faculté a remarqué & fort judicieufement, qu'il y a fix chofes non naturelles fans lefquelles nous ne pouvons fubfifter, quoiqu'elles n'entrent point dans la conftruction de notre Corps. Sçavoir : l'Air, le manger & le boire, le mouvement & le répos, le fommeil & la veille, les excremens & les humeurs retenuës, enfin les paffions de l'ame.

Quand donc tout cela fe fait avec moderation, & fans excés ; c'eft-à-dire quand on refpire un bon air ; quand on ne mange & qu'on ne boit qu'autant qu'il eft néceffaire ; quand on ne prend du mouvement & du répos, du fommeil & de la veille qu'avec moderation, quand les excremens ne font ni trop lubriques, ni trop peu ; enfin quand les paffions de l'ame font dans un équilibre raifonnable, le fang n'étant alors ni précipité, ni retardé dans fon cours, il n'eft point derrangé dans fes fonctions, & tout va un train falutaire. Mais s'il eft troublé par quelqu'une de ces caufes, fi on refpire un mauvais air, ou qu'on s'expofe à fes intemperies, fi on fe livre à des agitations immoderées, ou à une trop grande inaction ; fi l'on prend un fommeil trop long, ou trop court ; fi l'on a le ventre ou trop lache, ou trop peu ; enfin fi on fe livre immoderemment à quelque paffion de l'ame, comme triftefſe, joïe, colere, envie, jaloufie &c. Alors le fang fe derrange dans fes philtrations ou par trop de lenteur, ou par trop de viteffe ; les humeurs non philtrées reftent avec lui, l'incommodent, l'embarraffent, l'alterent, le dereglent, le troublent & l'empechent dans fon action ; & quelques-fois elle font fi abondantes, fi groffieres, fi enflamées, fi gattées, & ce même fang en eft fi fort derrangé, qu'il perd comme fon cours naturel. Et voilà alors la fiévre, & voilà les eruptions, & voilà les dépots, & voilà enfin d'où prenent leur fource toutes les maladies. La décharge des humeurs fe faifant tantot à la tefte, tantot à la poitrine, tantot à l'eftomac, fur les reins, fur les bras, les jambes &c. Selon la differente foibleffe des parties qui cedent à leur torrent.

A des efprits qui ne feroient point prevenus, cette feule & fim-

tota fundata in ipsâmet naturâ, & contra quam non reclamabitur unquam nisi per cœcitatem deplorabilem ; talibus inquam animis, hæc sola expositio sufficeret, sivè ut conciperent, sivè ut convincerentur, omnes morbos ab his oriri humoribus non stillatis & detentis in sanguine, nunquam verò à sanguine ipso.

Sed præoccupatio est ita extrema, & vis præjudiciorum in quibus enutriti sumus, taliter sibi subjugavit animos ad aspectum praxis omninò contrariæ ; ut ad clariorem notitiam, evidentioremque convinctionem, me debitorem credam ejus quod sequitur.

Eodem proportionali modo ratiocinandum de sanguine in corpore humano, ac de vino in dolio ; ac de aquâ in pelvi ; ac de aëre quem respiramus. Vinum est a vite bonum, purum, salubre ; aqua à fonte fluens, pura recipitur in pelvi, clara, nitida, ad bibendum sana ; Aër quem respiramus est ex semet ipso purus, nitidus, saluber. Vinum in dolio incipit vitiari : aqua in pelvi incipit contaminari, & turbari : aër sit contagiosus, & pestiferus : undè oriuntur hæc mala, hæc damna ! An à naturâ vini ! An à naturâ aquæ ! An à naturâ aëris ! Non auderes hoc dicere. Vividiùs se animo produnt tum veris, tum æstatis calores, ut non deprehendantur tanquám vera causa effervescentiæ vini, ejus ebullitionis, elevationis fecis & ejus tandèm conversionis in vappam. Quis similiter non videt aquam ex se claram & potabilem, non evasisse impotabilem, & maleficam ; nisi a sordibus sublevatis & immixtis ! Et aër non ne priús erat ex se sanus ! non ne adhuc ex se sanus est ! Dissipentur vapores maligni, & exhalationes pestiferæ, & adhùc sanus erit.

Nunc ergò peto à te quare non sic ratiocinaris de tuo sanguine ? An non erat sanus à nativitate tuâ ! natus es vividus & fortis : eras conspicuus primævo flore juventæ, anni tibi faciles, tibi fuit mobilis ætas, solidæque tibi stabant suo robore vires : cœpisti tandem ætatis prodigus, labi in aliquam vel in aliquas ex his sex immoderationibus, de quibus supra locutus sum, & quas facultas tam sapienter notavit ; & simul cœpisti languere, pati, malè te habere, positivè ægrotare. Unde langor ! Unde infirmitas ! Unde morbus ! An à sanguine tuo ! Auderes hoc asserere ! Auderes vel

ple expofition toute fondée fur la nature même, & contre laquelle on ne reclamera jamais que par un aveuglement déplorable ; à de tels efprits, dis-je, cette feule expofition fuffiroit, pour leur faire comprendre & concevoir, que toutes les maladies viennent donc de ces humeurs non philtrées & detenuës dans le fang, & jamais du fang même.

Mais la prévention eft fi étrange, & la force des Préjugés dans lefquels on eft élevé, a pris un fi grand empire fur les efprits à la vuë d'une pratique toute contraire ; que je crois devoir ajoûter pour plus grand éclairciffement, & plus évidente conviction, ce qui fuit.

Il faut raifonner à peu près du fang dans le Corps humain, comme du vin dans un tonneau ; comme de l'eau dans un Baffin ; comme de l'Air que nous refpirons. Le vin de fon origine eft bon, il eft pur, il eft falutaire ; l'eau qui coule de la fontaine dans un baffin y coule pure, claire, nette, bonne à boire ; l'Air que nous refpirons eft de lui-même pur, net, falubre. Le vin dans le tonneau vient à fe gâter : l'eau dans le Baffin vient à fe falir, & fe troubler : l'Air devient contagieux, & peftiferé : d'où viennent tous ces maux & ces défordres ! Eft-ce de la nature du vin ! Eft-ce de celle de l'eau ! Eft-ce de celle de l'Air ! Vous n'oferiez le dire. Vous comprenez trop bien que les chaleurs du Printems ou de l'Efté ont fait boüillir votre vin, ont remué la lie, l'ont troublé, l'ont tourné. Vous comprenez également que l'eau d'elle-même eft claire, & bonne à boire ; & que ce ne font que les ordures qui s'y font melées, qui la rendent imbuvable, & mauvaife. Vous comprenez enfin que l'Air de lui-même étoit bon, & l'eft toujours ; mais que ce font des vapeurs malignes, & des exhalaifons peftilentielles qui vous l'ont infecté.

Or je vous demande pourquoi ne faites-vous pas le même raifonnement fur votre fang ? Votre fang dès votre naiffance n'étoit-il pas bon ! Vous êtes né en parfaite fanté, votre jeuneffe étoit belle & brillante, vous êties vous-même plein de force & de vigueur : vous avez commencé à donner dans quelqu'uns des excés dont j'ai eu l'honneur de vous parler, & que la faculté à fi judicieufement remarqué ; depuis ce tems-là, vous avez commencé à languir, à fouffrir, à vous trouver mal, à être malade. D'où vient votre mal ! Eft-ce de votre fang ! Oferiez-vous le dire ! pourries-vous même le penfer ! de lui-même il étoit bon & il l'eft encore. Si votre fang étoit mauvais, ce feroit fait de vous. Ses parties font fi uniformes, fi fubtiles, fi unies que fi une partie

cogitare ! Recordare quàm tibi fuerit integer sanguis ! Perpende quod si adhùc esset ille vel ex parte corruptus, actum esset de te. Meditare profundè quod ejus partes sunt ita similes, ita subtiles, ita unitæ, ut si vel una pars inciperet in dissolutionem labi aut coagulationem, eâdem ratione omnes simul aut dissolverentur aut coagularentur : & sicut impossibile est ex aceto, aut vino corrupto, fieri delectabile merum ; ex aquâ corruptâ, fieri potabilem aquam ; ex aëre corrupto, & qui non est amplius aër, fieri aërem salubrem ; sic impossibile esset cuilibet humanæ potentiæ, & cuicunque remedio naturali, tuum reparare sanguinem. Solus ille tunc potest eum ad primum suum esse restituere, qui potuit esse illi dare.

Alibi ergò quærenda causa seù origo mali tui, quodcunque illud esse possit ; & ubi invenienda ! Nisi in humoribus per canalia naturalia non stillatis, qui proindè remanserunt cum sanguine, qui cum illo se immiscuerunt, qui hunc turbidum reddiderunt, qui hunc fœdarunt, qui hunc turbarunt, qui illum reddiderunt in suo motu aut nimis velocem , aut nimis tardum ; quiqué consequenter perverterunt primum suarum admirabilium operationum cursum. (Hic quærenda tota causa tui mali , & non in tuo sanguine. Hic in humoribus crassis, indigestis, alterantibus, imflammantibus, venenosis, pestiferis, quid dicam ! Peccantibus quocumque modò ; in his, inquam, quærenda causa tuæ nauzeæ, tui doloris capitis, tui langoris, tuæ febris, tuæ fluxionis, tuæ podagræ, rheumatismi, luis venereæ, pustularum ; & alterius cujuscumque morbi.

Incipe ad tuam sanitatem ab evacuandis his humoribus per canale generale, tibi à naturâ datum ; ejice à corpore tuo fimum à quo fœdatur, à quo contaminatur, à quo pestiferatur ; exonera alvum ab eo à quo non fuit exonerata tempore opportuno : & sicut quando canale generale evacuatur, evacuantur simul omnia particularia ipsi adhærentia, & continua ; habebis consolationem videndi, tuum sanguinem suum recuperare spatium, suam puritatem, suum cursum ordinarium, & corpus tuum simùl suam agilitatem, suum vigorem, suam primam sanitatem ; videbis etiam simùl & vulnera, & tumores, & ulcera, & rubeas faciei

commençoit

commençoit à tomber en diſſolution ou en coagulation, par la même raiſon toutes les autres y tomberoient; & comme il eſt impoſſible de faire revenir bon, un vin corrompû & aigre; potable, une eau corrompuë, & qui a perdu ſa nature; ſalubre, un air corrompû & qui n'eſt plus air : Ainſi il ſeroit impoſſible à la puiſſance humaine, & à toute ſorte de remede, de reparer votre ſang, il n'y a que celui qui l'a crée, qui puiſſe alors lui redonner ſon premier être.

Il faut donc chercher ailleurs la cauſe & l'origine de votre mal quel qu'il puiſſe être; & où la trouver? que dans les humeurs qui ont manqué de ſe philtrer par les conduits que la nature leur avoit tracé : qui par là ſont reſtées dans votre ſang, qui ſe ſont melées avec lui, qui l'ont troublé, qui l'ont infecté, qui l'ont rendu trop precipité, ou trop tardif dans ſon mouvement & qui par là l'ont derreglé dans le premier cours de ſes operations. C'eſt là où il faut chercher toute la cauſe de votre mal & non pas dans votre ſang. C'eſt dans ces humeurs groſſieres, indigeſtes, alterantes, enflammantes, venimeuſes, peſtiferées, que ſçais-je? peccantes de quelque maniere que ce ſoit; qu'il faut chercher la cauſe de votre dégout, de votre mal de tête, de votre langueur, de votre fievre, de votre fluxion, de votre goute, rheumatiſme, verole & autre maladie qu'elle qu'elle ſoit.

Commencez, pour vous guerir, à évacüer ces humeurs par le canal géneral que la nature vous a donné, faites ſortir de votre corps ce fumier qui l'infecte, qui le ſouille, qui l'empeſte; évacuez par les ſelles, ce qui ne s'eſt pas évacué quand il le devoit; & comme quand le canal géneral ſe vuide, tous les autres canaux particuliers qui y aboutiſſent ſe vuident également, vous aurez la conſolation de voir votre ſang reprendre ſon large, ſa pureté, ſon cours ordinaire; & votre corps reprendre ſon premier dégagement, ſa premiere force, ſa premiere ſanté; vous verrez juſqu'à vos playes, vos tumeurs,

C

maculas, & falfitudines feu impetigines evanefcere, fanari & carnem tuam ad fuum juvenilem candorem reverti.

Quid diceres de homine, qui ut fuo vino primam & nativam bonitatem reftitueret, inciperet ab illo hauriendo ex parte, & projiciendo per terram ? Quid diceres de alio, qui ut fuæ pelvis aquæ, primævam redderet nitiditatem, inciperet ab hâc paulatim haurienda, & projicienda ? Quid tandèm diceres de altero qui ut fuo nativo feu Patrio aëri, fuam primam reftitueret puritatem, vellet hunc tubo haurire & feparare à vafta & generali aëris Regione ? Hoc ipfum eft quod tu agis quando aut petis, aut permittis ut tibi aperiatur vena, & tuus emittatur fanguis. Aggrederis innocentem, & parcis criminofo. Propellis ab urbe tuâ fidelem civem, & obfidentes hoftes in eâ confervas.

Quantò Sapientiùs agit ille qui fecem à fuo dolio conatur eruere; fordes à fuâ pelvi; & qui non valens ipfemet, rogat Deum, ut à fuo nativo feu Patrio aëre Peftiferos diffipet vapores; exhalationes abfumat.

Sic fapienter ages, quandò tali purgativo quale tibi modo proponam, evacuabis humores perturbantes totam œconomiam operationum fanguinis tui, & totam tui corporis præamabilem fanitatem. Et fi ad completam tui convictionem, non aliud requireretur, quam quædam particulata deductio eorum morborum quibus frequentiùs & acerbiùs agitamur; quid non tibi dicendum haberem ?

1° De his fluxionibus, Peripneumoniis, inflammationibus pectoris, omnibus ita communibus, ita generalibus & quolibet introitu Hiemis renafcentibus. Unde eft quod tempore æftatis non afflictabaris hujufmodi morbis ? Nifi quia tunc humores diffipabantur per fudores, & quia frigus incipiens tuos reftringere poros, incœpit hos in tuo corpore retinere; & in eo congregati, multiplicati, fuperabundarunt; & tandèm perturbarunt curfum liberum, & naturalem tui fanguinis, & exuberantes ceciderunt fuper debiliorem tui corporis partem.

Unde diverfitas fluxionum? Nifi tùm ex diverfitate acrimoniæ humorum; tum ex variâ debilitate partium corporis, quæ juxta variam fui debilitatem, varium præbent ipfifmet humoribus aditum : femper enim cadunt fupra debiliorem partem.

vos ulceres se desssécher, se fermer, se guerir parfaitement, & votre chair reprendre toute la beauté de sa jeunesse.

Que diriez vous d'un homme qui pour rendre à son vin sa premiere bonté, commenceroit à le tirer, & le jetter par terre? Que diriez vous d'un autre, qui pour rendre à son bassin d'eau, sa premiere netteté, commenceroit à en tirer l'eau, & la jetter? Que diriez vous enfin d'un autre, qui pour rendre à l'air de sa patrie sa premiere pureté, voudroit le pomper & le séparer de la grande région de l'air? C'est ce que vous faites, quand vous voulez vous faire tirer du sang. Vous attaquez l'innocent, & vous laissez le coupable. Vous chassez de votre ville le bon Citoyen, & vous laissez les ennemis qui l'attaquent.

Combien plus sagement n'agit pas celui qui tache d'oter la lie de son tonneau, l'ordure de son bassin; & qui demande à Dieu, ne le pouvant lui-même, de dissiper les vapeurs, & les exhalaisons qui empestent l'air de sa Patrie.

Ainsi agirez vous sagement vous-même, quand par un purgatif tel que je vais vous proposer, vous évacuerez les humeurs qui derangent toute l'œconomie des operations de votre sang, & toute la belle santé de votre corps; & si pour achever de vous convaincre il ne falloit qu'un petit detail des maladies les plus connuës, & les plus opiniatres; que n'aurois-je pas à vous dire!

1. De ces fluxions, peripneumonies, inflammations de poitrine toutes si communes, si génerales, si renaissantes à chaque entrée de l'hiver. D'où vient que pendant l'Eté vous n'en étiez point attaqué; si-non, parce qu'alors les humeurs se dissipoient par les sueurs; & que le froid commencant à resserrer vos pores, a commencé à les retenir dans votre corps, où elles se sont ramassées, multipliées, & ont enfin derreglé le cours libre & naturel de votre sang, & ont innondé la partie la plus foible de votre corps.

D'où vient la diversité de ces fluxions? si-non de la diversité de l'acrimonie des humeurs, & de la diversité de la foiblesse des parties de votre corps; Car c'est toûjours sur les parties les plus foibles qu'elles tombent.

Unde diuturnitas, & tenacitas raucitatis, rheumatismi, Podagræ, & aliarum hujusmodi fluxionum? Nisi quia non fuisti promptus, nec & constans in te purgando consecutivè, & benè purgando. Experire quod tibi dico, & tuâ propriâ experientiâ convictus, mihi adhærebis.

2°. Undè irregularitas fluxuum mulierum, & Virginum? Nisi ex perturbatione quam excitarunt in stillationibus humorum, per varios excessus, aux varias passiones quibus ipsæmet agitatæ fuerunt.

3°. Undè morbus vertiginosus? Undè vertigines vulgò *vertiges* tantâ varietate mutabiles; medicorum opprobrium, & desperatio medicinæ; vertigines illi qui fiunt in dies ita communes, qui ita torquent quos vexant; & qui videntur Aisiones iis quos non attingunt: unde inquam oriuntur? Nisi ab obstructionibus desiccatis, induratis, adhærentibus, & quasi conglutinatis cum canalibus tùm grandibus, tùm parvis; hoc est, cùm fundo stomachi; circa viscera; cum viis lacteis; cum venis & arteriis: undè fit, ut hæc omnia rigescant & fiant tensa; & qui tali vexantur morbo, fiant & sint quasi tensi ipsimet & quasi stupefacti: his adde humorem melancholicum qui refrigerat & retardat cursum sanguinis. Hæc est vera vertiginum causa, non verò sanguis ipse.

Quid igitur his salubrius? Quam uti purgativo tali quale meum: Non semel, non bis, non ter; nam ad dissolvendas hujusmodi obstructiones, oportet continuare donec virtus ejus penetraverit usque ad minimula canalia; dissolverit eorum obstructiones; mollierit eorum rigorem; ea reddiderit flexibilia, & perfectè purificaverit, expulerit hunc humorem melancholicum; & sic reddiderit sanguini suam primam libertatem, suumque liberum cursum. Ad quem effectum juvabit etiám multum agere actione corporeâ, & agere fortiter; ut actio membrorum Corporis, faveat actioni Purgativi.

Quid non dicendum occurreret, circá tot alios morbos qui dissipantur seù sanantur ad oculum, per solas evacuationes, ut sunt: colici dolores, stomachi gravitates, appetitus defectus, febres cujuscunque speciei, lues venerea, Epilepsia etiam; hic enim adsunt in meâ Patriâ viventes, & benevalentes; qui meo solo Purgativo pulvere ab hâc fuerunt perfectè sanati.

D'où vient même la longueur & l'opiniâtreté des rheumes, & de ces fortes de fluxions ? Sinon de ce que vous n'êtes pas exact, & constant à vous purger tout de suite, & à vous bien purger. Eprouvez ce que je vous dis, & votre propre experience achevera de vous convaincre.

2. D'où vient l'irregularité des flux des femmes & des filles, que du derréglement qu'elles ont mis dans les philtrations des humeurs par les differens excez ou par les differentes passions qui les ont agitées.

3. D'où viennent les vertiges ? ces vertiges qui se transfigurent en tant de manieres ; qui ont epuisé la medecine ; & qui semblent devenir si communs : qui sont si affligeans pour ceux qui les ont, & qui ne paroissent que des visions à ceux qui n'en ont point. D'où viennent-t'ils ? que des obstructions déssechées, endurcies, adhérentes, & comme collées avec les caneaux & grands & petits ; je veux dire avec le fond de l'estomac, au tour des boyaux, avec les voyes lactées, avec les veines, & les arteres ; ce qui les rends tous comme roides & tendus ; & ce qui fait aussi qu'on est comme tendu soi-même, & comme stupefié. Ajoutez à cela, l'humeur mélancolique qui refroidit & retarde le cours du sang. C'est-là la veritable cause de ces vertiges, non pas le sang même.

Que peut-il donc y avoir de plus salutaire pour les guerir ! que d'user d'un purgatif tel que le mien. Non pas une seule fois, ni deux, ni trois, car pour fondre ces fortes d'obstructions il faut continuer jusqu'à ce que la vertu du purgatif ait penetré jusqu'à tous les plus petits canaux ; en ait fondu les obstructions, les ait rendu souples, les ait bien purifié, ait chassé cette humeur melancolique & ait rendu ainsi au sang son premier degagement, & son libre cours. Pour lequel effet il sera encore très-utile d'agir du corps & d'agir fortement ; afin que l'action des membres & du corps favorise celle du purgatif.

Que ne pourrois-je pas dire de tant d'autres maladies qui se dissipent à vûe d'œil, par les seules evacuations, comme coliques, pesanteurs d'estomac, degout, fievre de toute espece ; maux veneriens, Epilepsie même ; car j'en ai ici dans ma Patrie vivants, & se portants bien, & qui ont tous été gueris par ma seule Poudre.

Sed sisto tandèm : Quid enim opus offerre soli faces, & addere evidentiæ probationes ? Vano conamine obstinatâ mente recalcitrabitur: non erit minus verum, quod ab humoribus non stillatis, & in sanguine detentis; nusquam verò ab ipsomet sanguine, suam ducunt originem quilibet, quibus affligimur, miserabiles morbi.

APENDIX.

Quid ergò mirum! & ad quid tam fortiter reclamare, quando pulverem meum Purgativum ut Remedium universale decanto; & cantare primus, & respondere paratus ? An nefas vocare universale remedium, quod universalem morborum causam aut tollit, aut purificat ? An possunt Homines ratione præditi, imaginari sibi, velle me, ut meus pulvis præservet à casu, ab ictu igniarii, à veneno, aliisque malis accidentalibus? Potest ne venire in mentem ratione utentem, quod ego velim destruere Artem Medicam ? Ego qui doceo modum hanc reddendi securiorem, & infallibiliorem. Auguratur ne quod ego cogitem de abolienda Chirurgiâ, quia dico emissionem sanguinis esse nocivam ? An Chirurgia non aliud habet agendum nisi emittere sanguinem? Quot aliæ restant operationes ab eâ sapienter & cum dexteritate agendæ ? Non restant vulnera, fracturæ, dislocationes, &c.? Non restant sectiones, fistulæ, sectio ad evellendum calculum, &c.? Verum est quod meus pulvis purgativus erit semper saluberrima præparatio ad hujusmodi operationes: verum est quod favebit semper sanationi omnium vulnerum. Sed! favere exercitiis artis, nusquam fuit destruere artem. An volo tandèm abolere pharmacopolam ? Ego qui tam fortiter opinor pro purgativis.

Cessent ergò reclamare theatra. Propellantur tenebræ; deponantur infantiæ præjudicia ; fateantur errantes, errorem, nec erubescant edoceri sapientiam ab amico, quam fas est vel ab hoste doceri. Non petam, ut veniant triumphales circum mea tempora lauri ; sed dicam, sinite ut parto eat veritas gloriosa triumpho. Imò soli Deo, Patri luminum à quo omne donum perfectum, solemnes curent omnes & continuas rependere grates. Ab alio enim, fateor, nec à memetipso, tantum mihi lumen non potuisset advenire.

Huic quidem cœlesti favori, dedere locum seu occasio-

Mais je finis enfin : car qu'eſt-il beſoin de preſenter des flambeaux au ſoleil, & d'ajouter des preuves à l'évidence ? on aura beau s'entêter, il n'en ſera pas moins vray, que c'eſt des humeurs non philtrées & detenues dans le ſang, & jamais du ſang même, que prennent leur origine toutes les maladies qui nous affligent.

ACCESSOIRE.

Quelle merveille donc ! & pourquoi ſe tant recrier, quand je dis que ma Poudre purgative eſt un remede à tous les maux ; quand je ſuis le premier à le dire, & toûjours prêt à le redire : ne peut on pas appeller un remede à tous maux ? un remede qui ou ôte, ou purifie la cauſe de tous les maux. Eſt-on ſi peu raiſonnable que de s'imaginer que je veüille dire que ma Poudre préſerve d'une chute, d'un coup de fuſil, d'un poiſon, & autres maux accidentels ? Peut-on s'imaginer que je veüille detruire la Medecine ? Moi qui apprend l'art de la rendre plus ſûre & plus infaillible. Pretend-on que je penſe à abolir la Chirurgie ; parce que je dis que la ſaignée eſt nuiſible. La Chirurgie n'a telle donc à faire que des ſaignées ? N'y a-t'il pas encore des playes à guerir, des fractures, des diſlocations, tailles, fiſtules, trepan, &c. Il eſt vrai que mon purgatif ſera toûjours une ſalutaire préparation à toutes ces operations ; il eſt vrai qu'il favoriſera toûjours la gueriſon de toutes les playes. Mais ce n'eſt pas detruire un art, que de favoriſer l'effet de ſes exercices. Veux-je enfin aneantir la Pharmacie ? Moy qui opine ſi fortement pour les purgatifs.

Qu'on ceſſe donc de ſe recrier ; que les tenebres ſe diſſipent ; qu'on depoſe les prejugez de l'enfance : & que ceux qui étoient dans l'erreur, avoüent ingenûment leur erreur. Je ne diray pas qu'on vienne me couronner de laurier ; mais, je diray qu'on laiſſe triompher la verité, ou plûtôt, qu'on rende des immortelles actions de graces à Dieu ; à ce Pere de lumiere de qui depend tout don parfait : Car ce n'eſt ni d'autrui, ni de moi-même, mais de lui ſeul, que j'ai pû recevoir une telle connoiſſance.

Il eſt vray, que mes propres infirmitez ont donné lieu ou occa-

nem infirmitates meæ propriæ, infirmitates Parentum, Fratrum, Sororum, & Consanguineorum meorum, qui omnes multis variifque debilitati malis, paucis annis suos complevere dies; me solo superstite juvenili Medico, exili sanitate dotato, Paternarum infirmitatum hærede, fragilique semper fractâque salute languente.

Versabar interim in studio Medecinæ, ardebamque meis propriis mederi langoribus: Magistros habui Doctrinâ præstantes, sapientiâ inclytos, eruditione conspicuos; Hos quasi à tergo sequebar: sed in me reversus, propriâque experientiâ Doctus, securiorem purgativorum viam, quam effusioni sanguinis postponebant, arripui, & paulatim Deo dante, cognovi non à sanguine, sed ab humoribus sanguinem infestantibus, cunctos manare morbos. Ex tunc pulveris mei Purgativi compositioni attentissimè vacans, experientiisque innumeris tam propriis quam alienis ad tantam ejus perfectionem attigi, ut illum tanquam donum Dei, his ultimis temporibus benignè datum Hominibus, humiliter certâ fide crediderim.

Hanc pulveris mei compositionem, nullomodo ingrediuntur Chymici pulveres, ut primâ fronte videtur offerre menti & in aure sonare hoc nomen pulveris. Solæ terræ fruges, solæ ruris opes, mitiaque hominis alimenta per distributionem accommodam ex parvis Pulverem conflant. Hoc tibi pro certo sit: hunc libenter assume, nihilque nocivi timescas. Hujus usu egomet à nativitate exilis, & infirmus: jam evasi propè septuagenarius, Pater fortis, numerosæ, fortisque Familiæ etiam modo, Deo dante sub sole vigentis: nec aliud mihi, meisque unquám remedium suppeditavi pro quocunque morbo.

ARTICULUS II.
De mei Purgativi Pulveris usu.

Cum jam sufficienter & quasi ad oculum demonstraverim, morbos omnes ab humoribus vitiatis, nusquám verò à sanguine suam ducere originem: vanum mihi videretur nunc insistere, & probare inutilitatem, innaturalitatem, & nocivitatem emissionis sanguinis. Hi tres inseparabiles defectus, fluunt ex visceribus causæ; & spes mihi semper adest, quod tandem
fion

fion à une si grande faveur, aussi-bien que les infirmitez de mes parens, de mes freres, de mes sœurs & autres de ma famille, qui tous accablez de differents maux, ont bien-tôt fini leurs jours. N'étant resté que moy jeune Medecin d'une santé delicate, heritier de la maladie paternelle, & trainant une vie fort languissante.

Je m'appliquois cependant à l'etude de la Medecine, & j'avois un grand desir de trouver un veritable remede à mes propres infirmitez. J'ai eu des Maîtres très-sçavans d'une grande sagesse, & d'une belle erudition; je les suivois comme pas-à-pas: mais revenu à moi-même, & endoctriné par ma propre experience; je pris la voye des purgatifs, à laquelle ils preferoient celle de la saignée, & peu-à-peu par la grace de Dieu, j'ai enfin connu que ce n'étoit pas du sang que venoient les maladies, mais des humeurs qui le derregloient. Dès-lors je m'appliquay avec une grande attention à la composition de ma poudre purgative, & par ma propre experience, & par une infinité d'autres, j'eus le bonheur de la porter à un si haut point de perfection, que m'anneantissant en la presence de Dieu, je crus certainement que c'étoit une grace singuliere dont il vouloit favoriser les hommes dans ces derniers tems où les miseres semblent vouloir les accabler.

Dans la composition de cette Poudre, n'entrent aucunement des poudres chimiques comme ce nom de POUDRE semble d'abord le presenter à l'esprit, & le donner à entendre. Non ce sont les seuls fruits de la terre, les seules richesses des campagnes, les plus doux alimens de l'homme, qui par une distribution convenable de plusieurs peu, font un beaucoup: c'est de quoi vous pouvez être bien assurez. Prenez la donc volontier, prenez la sans crainte, c'est par son usage que moi-même, quoique dès ma naissance foible & infirme, ay eu le bonheur d'arriver à l'âge de soixante huit ans, plein de santé, pere d'une nombreuse & forte famille, à present même par la grace de Dieu pleine de vie & de santé; & je ne leurs ay jamais donné autre remede, je n'en ai jamais pris d'autres moi-même, pour quelque maladie que ç'ait été.

ARTICLE II.
De l'usage de ma Poudre purgative.

COMME j'ai déja démontré suffisamment & comme à l'œil, que toutes les maladies viennent des humeurs vitiées, & jamais du sang; il me semble qu'il seroit inutile à present d'insister, & de prouver que la saignée est inutile; qu'elle n'est pas naturelle; qu'elle est meme pernicieuse. Ces trois défauts qui en sont inseparables, coulent de source; & j'ai toujours esperance qu'enfin le prestige cessera, que tout l'Univers

cessabit præstigium ; quod conspirabit aliquandò universus ad hanc aboliendam ; & quod unusquisque de pretiosâ sui proprii sanguinis conservatione serió cogitabit.

Non est nisi una morborum omnium generalis causa, & hæc est humorum vitiositas. Illa ergo sola delenda, hos evacuando, juxta exigentiam naturæ ; & ad hoc collimat pulvis meus purgativus quem cuilibet ægroto propono sumendum juxta suæ infirmitatis tenacitatem ? eòque confidentiùs hunc propono, quò certò scio innumeris experientiis, hunc cuilibet morbo fugando esse. 1°. securissimum efficacissimumque remedium. 2°. promptissimum. 3°. dulcissimum. Quæ tria eminentia attributa, tribus immediaté sequentibus paragraphis, mihi demonstranda libenter assumo. Sit ergò.

§. I.

Meus pulvis purgativus est cuilibet morbo fugando securissimum efficacissimumque remedium.

Hæc proposito videtur, primâ fronte, temeraria : quia nolunt homines avellere â suâ mente, præjudicia in quibus enutriti sunt ; & quia nolunt semel pro semper sibi in altâ mente infingere istud inconcussum & radicale principium : nempè quod una sit causa generalis omnium morborum, ut tamen tám evidenter demonstravi in meo primo hujus libelli articulo.

Verùm faveant mihi, meque insequantur in meo ratiocinio ; & si non concludo ineluctabiliter, ostendant in quo defeci! ostendant, inquam, non futilibus argutiis, non captiosis litigationibus, sed solidioribus rationum momentis, veritatibusque firmioribus & inexpugnabilibus.

Dic mihi, si placet, tu cui sincera mens, quique verâ rationis virtute veritatem exploras.

1°. Quis est ille Medicus cujus tanti interest ut suum sanet ægrotum, quanti ipsiusmet naturæ interest, ut ipsa sanetur ?

2°. Quis est ille Medicus qui cognitione suâ ita discernit malum sui ægroti, ac natura suum & discernit & sentit ?

3°. Quis est ille Medicus qui pro suo ægroto sanando, habet aptitudinem æqualem ei quam habet natura ad seipsam sanandam ? Deberet ille ad istam æquandam, habere aptitudinem ad convertendum chylum in sanguinem, & sanguinem in partes solidas.

conspirera un jour à l'abolir, & que chacun pensera sérieusement à conserver son propre sang.

Il n'y a qu'une cause generale de toutes les maladies, & c'est le vice des humeurs. Il ne faut donc que les évacuer selon le besoin de la nature ; & c'est à cet effet que tend la Poudre purgative que je propose à tout malade selon son besoin, & selon l'opiniâtreté de sa maladie, & je la propose avec d'autant plus de confiance, que je suis assuré par des experiences innombrables, qu'elle est le remede. 1. Le plus sûr & le plus efficace. 2. Le plus prompt. 3. Le plus doux. Ce que je vais démontrer dans les trois Paragraphes suivants.

§. I.
Ma Poudre purgative est le remede le plus sûr & le plus efficace pour toute maladie.

CETTE proposition paroît d'abord étrange : parcequ'on ne veut pas s'ôter de l'esprit, les préjugez dans lesquels l'on a été nourri ; & qu'on ne veut pas se mettre en tête, qu'il y a une cause generale de toutes les maladies, comme je l'ai pourtant démontré dans mon premier article.

Mais qu'on me fasse la grace de me suivre dans mon raisonnement ; & si je ne concluds pas, qu'on me montre mon tort ? Non pas par des vetilles & des chicannes, mais par des plus solides raisons, & des veritez plus constantes.

Dites moi, s'il vous plaît, vous qui faites un véritable usage de votre raison.

1. Quel est le Medecin qui a un si grand intérêt de guerir son malade, que la nature en a de se guerir elle-même ?

2. Quel est le Medecin qui connoît si bien le mal de son Malade, que la nature connoît & sent le sien propre ?

3. Quel est le Medecin qui pour guérir son Malade, ait une aptitude égale à celle qu'à la nature pour se guerir elle-même ? Il faudroit pour cela qu'il eut celle de convertir le chile en sang, & le sang en solide.

4°. Quis tandem est ille Medicus qui habet inclinationem ad suum sanandum ægrotum, æqualem ei quam habet natura ad seipsam sanandam ?

Existimo quod concedes facilè nullum fuisse hùc usque talem Medicum.

In hoc ideò concursu in quo Medicus nequit esse neque ita avidus, nec ita illuminatus, nec ita aptus, nec ita propensus ad sanandum, ac ipsa natura ; quid habet ille agendum ? An se se ingerere in operationes naturæ volendo dare ipsi novos exitus per aperturas venæ, per cauteria, per ligaturas &c. ? An illam agitando, turbando, violentando quocunque modo ? Quis non percipit temeritatem ? Quis hanc non damnaret ?

Quid ergò tùnc agendum habet ! Nisi contemplari naturam in suis operationibus, hanc attentè meditari, discernere, si potest, id à quo potest ipsa impediri, inquietari, perturbari, & hoc ipsum cum dexteritate delere, ut maneat libera in operando ; & illi deindè subministrare bonum aptumque alimentum, quo juvetur ad suas reparandas vires, ut sic possit sustinere & continuare suas easdem operationes. Hoc solus dictat sensus communis.

Porro hic est apprimè effectus mei remedii : *removere prohibens.* removere humores qui hanc aut precipitant, aut retardant in suâ actione, & hos reducere ad purum necessarium quod exigit ipsa. Evacuare fimentum hanc fœdans, hanc pestiferans ; ejicere extra, quod hanc intra perturbat ; quod hanc ligat ; hanc incommodat ; hanc opprimit ; & deindé ipsi suppeditare bonum sanumque, quod paulò post appetit, nutrimentum, & quo se paulatim evehit, se reparat, suas recuperat vires & ægrotus citò se sanum reperit, nec debilitatus per emissiones sanguinis, nec fractus crudelibus purgationibus, nec longis extenuatus diætis.

Hoc est quod jam mille milleque experientiæ probavere ; quod offero omni momento probandum super quem libuerit ægrotum ; quod publicè petivi probandum in plenis Zenodochiorum aulis ; quod plùs quam centum attestationes quas præ manibus teneo, quasque semper legendas offero, evidenter confirmant.

An ergo potest mihi in injuriam verti quod ego decantem remedium meū ut securissimum, efficacissimumque recantem?

4. Quel est 'enfin le Medecin qui a une inclination à guérir son Malade, égale à celle qu'à la nature à se guerir elle-même?

Je pense que vous conviendrez aisément qu'il ne fut jamais un tel Medecin.

Or dans cette conjoncture où le Medecin ne sçauroit être ni si interessé, ni si éclairé, ni si habile, ni si incliné à guerir que la nature; qu'à-t'il donc à faire? Est-ce de s'ingerer dans les operations de la Nature, en voulant lui donner des issuës nouvelles par des ouvertures des veines, par des cauteres, par des ligatures, &c.? Est ce de l'agiter, de la troubler, de la violenter en quelque maniere que ce soit? Qui ne voit la témerité? Qui ne la condemneroit?

Qu'à-t'il donc à faire alors? Que de contempler la nature dans ses operations, que d'examiner attentivement ce qui peut l'embarrasser, l'inquieter, la troubler, le lui ôter adroitement, afin qu'elle soit libre en operant; & lui administrer une bonne & proportionnée nourriture qui lui aide à reparer ses forces; afin qu'elle puisse soûtenir & continuer ses mêmes operations. Le sens commun dit cela.

Or, c'est là justement l'effet de mon Remede : REMOVERE PROHIBENS. Oter les humeurs qui la précipitent, ou qui la retardent dans son action; & les reduire au pur nécessaire qu'elle demande. Evacuer le fumier qui l'infecte, & qui l'empeste; mettre dehors ce qui la trouble au-dedans; ce qui la gêne; ce qui l'incommode; ce qui l'accable & lui fournir une bonne & saine nourriture qu'elle appette bien-tôt après, & par laquelle elle se fortifie insensiblement, se repare, reprend ses forces, & le Malade se trouve bien-tôt gueri, ne s'étant ni affoibli par des saignées, ni tracassé par des cruelles purgations, ni épuisé par des longues diétes.

C'est ce que mille & mille experiences ont déja prouvé, c'est ce que je m'offre à tout moment de prouver encore sur tout Malade; c'est ce que j'ai demandé de prouver dans des pleines sales des Hopitaux; c'est ce que plus de cent attestations que j'ai en main, & que je suis toujours prêt à montrer, confirment évidemment.

Ay-je donc tort de dire que mon remede est le plus sûr & le plus efficace? Que risque-t'on avec lui? Il ne touche pas à

Quod difcrimen ! Quod cum illo periculum ! Non tangit ad opus naturæ, removet tantùm quod illud impedit, & efficaciter removet. Non tangit vires ægroti ; delet tantùm quod illum opprimit, & efficaciter delet. Non illi aufert nutrimentum ; quin imò, evacuatis ab eo fordibus, hunc ftatim ponit in ftatu in quo poteft bonum formare chylum, chylus bonum formare fanguinem, & fanguis qui ex femetipfo balzamicus eft, ipfe eft qui fanat omnes infirmitates, qui amiffas reparat vires, & ægroto primum fuum, totumque vigorem reftituit.

Dicite poft hæc quod non eft fecuriffimum, quod non eft efficaciffimum, quod non eft optimum remedium quod fuerit inventum à tempore quo cœperunt homines ægrotare. Quid amplius expectare â remedio ! An quod addat cubitum ad noftram ftucturam ! Verum non adhùc fatis. Addo :

§. II.
Meus pulvis purgativus eft promptiffimum cuilibet morbo remedium.

Meæ propofitiones funt ita novæ, & illicò ideam prefentant ita reluctantem præjudiciis in quibus educati fumus, ut femper mihi videatur aut videre, aut audire quofdam ftatim avertere faciem, nec volentes vel meas audire rationes : alii quia non difcernunt quid nomine *morbi* intelligamus, confundentes per inadvertentiam aut per ignorantiam fub hoc nomine & ulcera, & fracturas, & diflocationes, & timores, & alia fimilia accidentalia mala: alii quia funt ita præventi in favorem emiffionis fanguinis, ut nihil fit quod poffit hanc ab eorum mente expellere ; & idea inflammationum, apoplexiarum, & aliorum fimilium fe illicò exhibens eorum imaginationi, hos ita fortiter in fuis præoccupationibus firmat, ut apud ipfos non remaneat ampliùs pro veritate locus.

Qualis miferia intérim ! Quod velint homines effe fapientiores auctore naturæ ; quod velint huic novas delineare vias, quafi quas currit, non effent fatis fapienter delineatæ ; & quod invitâ rationis mente, fæpè cum propriæ difcrimine vitæ, audeo dicere : invito Deo, cui opus quod operatus eft humanis correctionibus objurgare præfumunt; Qualis inquam miferia! Quod velint vocare remedium, id quod eft nocivum ; remedium promptum, id quod retardat fanationem ; remedium grande, & admirabile, id quod quam plurimos evidenter occidit ægrotos.

l'Ouvrage de la Nature : il ne fait que lui ôter ce qui l'embarrasse, & il l'ôte effectivement. Il ne touche pas aux forces du Malade, il ne fait que lui ôter ce qui l'accable, & il l'ôte sans douleur. Il ne lui ôte pas sa nourriture : au contraire dèslors qu'il a évacué les ordures, il le met en état de faire un bon chyle, le chyle un bon sang, & c'est le bon sang qui de lui-même étant balzamique guerit tous ses maux, repare toutes ses pertes & lui rend toute sa premiere vigueur.

Dites après cela qu'il n'est pas sûr, qu'il n'est pas efficace, qu'il n'est pas le meilleur remede qui ait été decouvert depuis que les hommes ont commencé à être malades. Que peut-on demander de plus d'un remede ? Qu'il ajoute une coudée à notre taille ? Mais ce n'est pas assez. J'ajoute.

§. II.
Ma Poudre Purgative est le plus prompt remede qu'on puisse employer contre toute maladie.

MEs propositions sont si nouvelles, & presentent d'abord une idée si revoltante aux prejugés dans lesquels on est elevé, qu'il me semble toujours voir ou entendre des gens ne vouloir pas seulement ecoûter mes raisons : les uns, parce qu'ils ne discernent pas ce que nous appellons proprement *Maladie*; confondant par inadvertance, ou par ignorance sous ce nom ; blessures, ruptures, dislocations, peur, & autres semblables acccidens, qu'on appelle très improprement maladies. Les autres parce qu'ils sont si prevenus en faveur de la saignée, que rien ne peut la deplacer de leur esprit ; & l'idée des inflammations, Apoplexies, & autres semblables se presentant d'abord à eux, les confirme si fortement dans leur prevention, qu'il n'est plus possible d'y trouver place pour la verité.

Quelle misere cependant ! qu'on veüille être plus sage que l'Auteur de la nature ; qu'on veüille tracer à celle-ci de nouvelles routes, comme si les siennes n'étoient pas assez sagement établies ; & qu'on veüille en dépit du bon sens, aux depends souvent de sa propre vie, j'ose le dire : en depit de Dieu qu'on veut redresser dans son ouvrage ; qu'elle misere, dis-je ! qu'on veüille, appeller remede ce qui est nuisible ; remede prompt, ce qui retarde la guérison : remede grand & admirable, ce qui tuë la plû-part des malades.

Quale reipsâ remedium! Quod minuens sanguinem, infallibiliter minuit vires ægroti; Quale promptum remedium! Quod dat locum inimico ut se corroboret, seù humoribus ut invalescant; quale grande excellensque remedium! Quod debilitans ægrotum, hunc tám sæpè Chyrurgico sub scalpello facit expirare, aut paulò post; aut cui tandèm si fortissimi resistant, habent semper longam sustinere convalescentiam; & quandòque non habent ampliús nisi morientem trahere vitam.

Talis est hæc emissio sanguinis tám decantata: Hæc emissio excœcati hominis cœca inventio; modus dulcis, & efficax perveniendi, imperceptibiliter, ad imperceptam humani generis destructionem.

Quantò promptiús remedium quod Creator effusit super productiones terræ! quod docuit per innatum animalium instinctum; quod præconisavit in suis scripturis; quod salomonem edocuit; & cui in homine ipsomet viam omnis diei tam mirabiliter aperuit.

Tale est omne remedium purgativum, & velle negare hoc principium, est velle ipsimet renuntiare naturæ.

Porrò inter omnia purgativa istas meum habet præeminentias: nempè operari semper, operari aliquandò in unâ horâ, quandòque post dimidiam, quandòque citiùs, quandó est reduplicatum & hæc absque defatigatione ægroti, absque eò quòd tota ejus corporis machina commoveatur, sicut per alia quædam, quæ sunt in usu, commoveri solet; absque eo quod corrodantur aut ejus stomachus, aut viscera, aut alia via quocunque modo: semper dulciter operans, semper feliciter, si remaneat aliqua spes, & nunquám cùm vel minimulo periculo; semper ut amicus stomachi semper ut amicus pectoris.

Ubi post hæc & securiùs & promptiùs reperire remedium? Est ne promptè sanare ægrotum? Hunc infallibiliter debilitare; est ne hunc promptè juvare? Hunc promptè extenüare, & illum præcipitare in dejectionem agoniæ; & non ne hæc sunt, quæ præstant hæc alia violenta purgativa, omnia hæc venena realia, quæ tám sæpè ponuntur in usu? Est ne aliundè promptè sanare ægrotum; Dare illi ex his levibus purgativis quæ crassiora tantùm deferunt excrementa, & semper relinquunt fermenta febrium, obstructiones nempè desiccatas & antiquas, humores tenaces & glutinosos.

Quel

Quel remede en effet ! qui diminuant le sang, diminuë les forces du malade ; quel remede prompt ! qui donne lieu à l'ennemi de se fortifier, je veux dire, aux humeurs de prendre sur le sang un plus grand Empire ; quel grand & excellent remede ! qui affoiblissant le malade, le fait si souvent périr sous la Lancette, ou peu de tems après ; ou enfin auquel si les plus forts resistent, ils ont toujours à essuyer une longue convalescence ; & quelque-fois ils n'ont plus qu'à trainer une vie mourante.

Telle est cette saignée tant vantée. Cette saignée aveugle invention de l'homme aveuglé, moyen doux, & efficace, pour travailler, sans s'en appercevoir, à la destruction insensible du genre humain.

Combien plus doux n'est pas un remede que le Créateur a répandu sur les productions de la terre ! Qu'il a enseigné par l'instinct des animaux ; qu'il a preconisé dans ses Ecritures ; qu'il avoit appris à Salomon ; & à qui il a tracé dans l'homme même une route de tous les jours.

Tel est tout remede purgatif, & nier ce principe c'est renoncer à la nature même.

Or parmi les purgatifs le mien a ces avantages ; sçavoir : d'operer toujours ; d'operer quelque-fois dans une heure, quelque-fois dans demi heure, quelque-fois plû-tôt, quand il est redoublé, & cela sans tracasser le malade, sans ébranler toute la machine de son corps, comme certains autres qui sont en usage : sans corroder, ni estomac ; ni boyaux ; ni autre voye en aucune maniere ; operant toujours doucement, toujours heureusement, s'il y a esperance, & jamais avec le moindre danger, toujours en ami de l'estomac, toujours en ami de la poitrine.

Où aller chercher après cela un remede plus veritable & plus prompt ! Est-ce guérir promptement ? Que d'épuiser promptement un malade, & de le précipiter dans un abbatement d'agonie ; & n'est-ce pas ce que font tous les autres purgatifs violens ; tous ces poisons réels dont on se sert si souvent ? Est-ce d'ailleurs le guérir promptement ? Que de lui donner de ces petits purgatifs qui ne font qu'emporter les grosses matieres, & qui laissent toujours les levains des fievres, je veux dire, les obstructions dessechées & anciennes, les humeurs tenaces & gluantes.

E

Purgativum meum totum abripit excrementum, totum dissolvit, pervadit, suas ubique spargens salutiferas impressiones, & non est malum ita inveteratum, quod ejus benignitati, & validæ virtuti non cedat.

Hoc est quod millies experimento probavi, hoc est quod omni momento offero verificandum ; hoc est quod mille attestationes quas præ manibus habeo, confirmant. Reduplicetur tantùm, & reduplicetur sine timore. Quid amplius desiderari potest ad affirmandam bonitatem & promptitudinem alicujus remedii ?

Plures emittentes sanguinem per os, per nasum, per aures, sub oculis meis à meo solo remedio, in paucis diebus, & bis aut ter tantùm assumpto, fuerunt perfectè sanati.

Phthisici undecies assumpto, quandoque quindecies, quandoque trigesies. Epileptici modò trigesies, modò quadragesies. Fluxiones cum sputis sanguineis modo semel, modo bis aut ter. Pulmonarii modo 20. modo 30. Canceres 8. 12. 20. vertigines 6. 12. 30. 40. lue venereâ inficiati 40. hydropici 15. 18. 30. habentes scrophulas seù humores frigidos 20. 30. 40. omnes aut pluries, aut minùs juxta variam tenacitatem & inveterationem malorum ; sed omnes tandèm feliciter sanati.

Date mihi remedia promptiora, & æque efficacia, & pulverem meum aboleri concedam.

Verùm dices : in inflammationibus, Pleuritidibus, Peripneumoniis, febribus ardentibus, aliisque similibus morbis, an purgans non est alterans ? An, non augebit inflammationes ? An non dabit occasionem eruptionibus affluentioribus ? Aperturis periculosioribus ? Depositis abundantioribus ?

Respondeo 1°. Nullomodo. Quia qui tollit quod causat inflammationes, eruptiones, deposita, &c. non potest hæc augere. qui v. g. deflectit fontem à pelvi effundente aquam, facit ne effundere aquam ? Et abundantiùs effundere ? ita dicendum de meo remedio ; delet humores causantes has eruptiones, &c. ergo non potest has eruptiones augere.

2°. Distinguo ; purgare cum his purgativis violentis, commoventibus totam corporis machinam, acuentibus stomachum, hunc vexantibus, & excitantibus ad vomitum ; qualia sunt præmulta quorum usus invaluit ad detrimentum delicatæ, debilisque corporis nostri machinæ ; oh, fateor hu-

Le mien emporte tout, diſſout tout, va par tout porter ſes ſalutaires impreſſions, & il n'eſt mal ſi inveteré qui ne cede à ſa benignité & à ſa force.

C'eſt ce que j'ai experimenté mille fois ; c'eſt ce que je m'offre à verifier à toute heure ; c'eſt ce que mille atteſtations que j'ai en main confirment. Il n'y a qu'à le redoubler, & le redoubler ſans crainte. que veut-on davantage pour prouver la bonté & la promptitude d'un remede.

Des gens qui jettoient le ſang par la bouche, par le nez, par les oreilles, ſous mes yeux par mon ſeul remede ont été guéris en peu de jours, & avec deux ou trois priſes.

Des Phthiſiques, avec 11. 15. 30. des Epileptiques, avec 30. 40. des fluxions avec crachement de ſang, avec 1. 2. 3. des ulceres aux poumon, qui faiſoient cracher le pus, avec 20. 30. &c. Des Chancres fort enracinés avec 6. 8. 12. 20. &c. des Ecroüelles, avec 20. 30. 40. des Vertiges, avec 6. 12. 30. 40. la Verole, & les maux qui la précedent ; 40. toutes les differentes eſpeces d'Hydropiſie, avec 12. 18. 30. le tout avec un peu plus, ou un peu moins, ſelon la differente opiniâtreté ou inveteration des maux ; mais tous toujours heureuſement guéris.

Donnez-moi des remedes auſſi prompts, & auſſi efficaces ; & j'abolirai ma Poudre.

Mais me direz-vous un purgatif dans les inflammations Pleureſies, Peripneumonies, Fiévres ardentes, & autres ſemblables ; n'eſt-il pas irritant ! N'augmentera-t'il pas les inflammations ! Ne donnera-t'il pas occaſion à des plus grandes irruptions ! A des plus dangereuſes ouvertures, à des dépots plus abondans ! &c.

Je répons 1. nullement. Parce que qui ote ce qui cauſe les inflammations, les irruptions, les dépots &c. ne ſçauroit les augmenter. Qui detourne par exemple la fontaine qui fait verſer le Baſſin, fait-il verſer le Baſſin ? Et le fait-il verſer plus abondamment ? C'eſt la même choſe de mon remede. Il leve les humeurs qui cauſent tous ces ravages &c. ; Donc il ne ſçauroit les augmenter.

2. Je diſtingue ; purger avec ces purgatifs violens, qui ebranlent toute la machine, qui piccotent l'eſtomac, qui le violentent qui l'excitent à des vomiſſemens ; tels que ſont pluſieurs purgatifs, dont l'uſage a prevalu au detriment de la délicate, & foible machine de notre corps : oh, je l'avoüe, que ces

jusmodi purgativa omnes supra enumeratas strages edere; at purgare cum meo pulvere dulci, naturali, suavi & absque violentiâ ullâ efficaci; nego.

3°. Ponamus purgativum meum quamdam causaturum emotionem, non posset hæc non esse levissima, & non posset esse nociva, aut saltem non posset causare nisi minimulum damnum quod subitò reparatur per maximum bonum, quod affert per evacuationem. Ex tunc enim omnia laxantur canalia, cessant eruptiones, clauduntur paulatim aperturæ, & non ampliùs timenda deposita. Hoc patet oculis.

At dices adhùc, quantumvis sit dulce & efficax purgativum, an non est semper tardivum? Et una sanguinis emissio non ne promptiùs consolatur in hujusmodi inflammationibus, eruptionibus, &c?

Respondeo 1°. Quod purgativum quod est semper salutare non debet vocari tardivum.

2°. Quod emissio sanguinis quæ est semper nociva, quæ semper minuit vires ægroti, & quæ semper dat locum triumpho inimici seu humorum; hæc inquam emissio, non potest probè vocari promptum remedium; imò nec absolutè remedium & nunquam meo purgativo meruit anteponi.

3°. Quod meum remedium est admodùm sufficienter promptum, quando duplicatur, & secundatur seu adjuvatur uno bono cratere aquæ calidæ, vel thè; & certus sum quod si non dum in dissolutionem aut coagulationem labatur sanguis, (in quo casu nec ullo modo potest emissio sanguinis esse salutaris, sed potiùs mortifera sicut & quodlibet aliud remedium) sum inquam certus, quod si remaneat scintilla salutis, per meum remedium salus erit.

Ast addes adhuc: non ne tunc semper aliquod bonum erit una emissio sanguinis quæ erit ut præparativa ad purgativum laxando interim vasa, & suspendendo ad minùs tantillùm eruptiones, &c.

Respondeo 1°. Quod hæc prætensa præparatio nullo modo est necessaria; sivè quia emissio ex semetipsâ nec est operativa, nec sanativa; sivé, quia hâc nullomodò indiget purgativum meum.

2°. Quod est perniciosa, & capax non solùm debilitandi ægrotum, sed etiam minuendi effectum ipsiusmet purgativi,

fortes de purgatifs caufent tous ces ravages fufdits. Mais purger avec ma Poudre douce, naturelle, fuave, & efficace fans aucune violence ; je le nie.

3. Pofons que mon purgatif caufa quelque émotion ; elle ne fçauroit être que très-legere, & ne fçauroit être nuifible ; ou tout au moins, elle ne fçauroit caufer qu'un très-petit domage, qui eft bien-tôt reparé par le très-grand bien qu'il apporte par l'évacuation : car alors tous les vaiffeaux fe relachent, les eruptions ceffent, les ouvertures fe ferment infenfiblement, & les dépots ceffent, & ne font plus à craindre. Cela faute aux yeux.

Mais me direz-vous encore quelque doux & efficace que puiffe être le purgatif, n'eft-il pas toujours tardif ? Et une faignée ne foulage-t'elle pas plus promptement dans ces fortes d'inflammations, d'eruptions &c. ?

Je réponds 1. qu'un purgatif qui eft toujours falutaire ne doit point être appellé tardif.

2. Que la faignée qui eft toujours nuifible, qui diminuë toujours les forces du malade, & qui donne toujours lieu au triomphe de l'ennemi, je veux dire, des humeurs ; cette faignée, dis-je, ne fçauroit être appellée avec juftice, ni un prompt remede, ni même un remede ; & ne merita jamais d'etre preferée à mon purgatif.

3. Que mon remede eft affez prompt, quand il eft redoublé, & qu'il eft fecondé par un grand verre d'eau, ou de Thé, & je fuis affuré que fi le fang, n'eft pas en état d'être totalement diffous ou coagulé, (auquel cas la faignée ne fçauroit être non plus falutaire, mais plû-tôt plus meurtriere auffi bien que tout autre remede) je fuis, dis-je, afsûré que s'il refte la moindre efperance de fanté, la fanté reviendra par mon remede.

Mais m'ajoûterez-vous encore : ne fera-ce pas toujours un bien de faire une faignée qui fera comme un préparatif au purgatif, relachant en attendant les vaiffeaux & fufpendant au moins un peu les eruptions ?

Je répons 1. que cette pretenduë préparation, n'eft aucunement néceffaire ; foit, parce que la faignée d'elle-même n'eft ni operative, ni fanative ; foit, parce que mon purgatif n'en a aucunement befoin.

2. Parce qu'elle eft pernicieufe, & capable d'affoiblir non feulement le malade, mais encore l'effet même du purgatif, qui

quod inveniens túnc ægrotum nimis extenuatum, non poterit in eum ita feliciter agere.

Replicabis tandèm: at quandò videmus sanguinem in suo egressu portare colores flavos, oleosos, albeos, virides, cæruleos & alios omnes pejores; an potest venire in mentem, quod túnc emissio non fuerit opportunè facta!

Respondeo. Si moveres sordes quæ sunt in fundo pelvis, non ne videres aquam intingi iisdem coloribus earum sordium! Concluderes ne ex hoc, quod ii colores sunt proprii aquæ! Diceres ne consequenter quod benè esset haurire hanc aquam! Quantùm ad me, aliter concludo; & dico quod oportet evacuare sordes á pelvi. quod aqua túnc recuperabit suum nativum colorem, & quod erit adhúc ad bibendum sana. Evacua similiter humores meo Purgativo & sanguis tuus tunc suum nativum recuperabit colorem, & judicabis deindè an benè fuisset húnc emittere!

§. III.

Meus Pulvis purgativus est non solum securissimum, efficacissimum & promptissimum remedium, verùm etiam dulcissimum, pro quolibet morbo.

Non mihi multi laboris erit in probandâ hâc ultimâ veritate, sicut nec multi fuit in probandis aliis. quantumvis obnubiletur veritas, semper assurget vinci nescia.

Remedium quod gustui nihil insipidi offert, quod ad tantillam pulveris quantitatem reducitur, quod tám facilè deglutitur, quod purgat sine dolore, quod purgat abundè, quod intactas vires ægroto relinquit, quod hunc agiliorem liberioremque reddit, quod semper sine periculo sumitur; cùm quo semper est spes, nusquam timor; quod potest sumi & resumi usque ad quadragesies; 50. 60. consecutivè & ampliùs si necesse sit; & semper absquè extenuatione, absquè debilitatione sumentis; cùm quo, seú post quod possumus semper cibis vesci solidis *nisi adsit febris* & cùm quo dulciter alimenta sapimus, & amanter appetimus: talè inquam remedium habuit ne unquám suum æquale! Fuit ne unquám inventum! Potuit ne ad hoc unquám facultas pervenire! & ubi unquám dulciùs!

Porro hoc est ipsummet meum remedium. Hoc his omnibus designo notis, quia iis omnibus illud agnosco, & agno-

ne pourra alors si bien agir, s'il trouve la machine trop épuisée.

Vous repliquerez enfin. Mais quand on voit sortir un sang qui porte des couleur jaunâtres, olivâtres, blanchâtres, verdâtres & autres toutes plus mauvaises, peut-on disconvenir que la saignée n'ait été faite alors bien à propos ?

Je répons si vous remuyiez les ordures qui se trouvent au fond d'un bassin, ne verriez-vous pas l'eau prendre les mêmes couleurs de ces ordures ? Conclurriez vous de là que ces couleurs sont propres à l'eau ! Diriez-vous en consequence qu'on feroit bien de tirer cette eau ! Pour moi, je conclus autrement ; & je dis, qu'il faut tirer les ordures du Bassin, que l'eau réprendra alors sa couleur naturelle, & qu'elle sera encore bonne à boire. Tirez de même les humeurs par mon purgatif, votre sang, reprendra sa couleur naturelle & alors vous jugerez si on auroit bien fait de vous le tirer.

§. III.
Ma Poudre purgative est non seulement le plus sûr, le plus efficace, le plus prompt, mais encore le plus doux remede, dont on puisse faire usage pour toute maladie.

JE n'aurai pas beaucoup de la peine à prouver cette derniere verité, non plus que les autres : quelques voiles qu'on veüille jetter sur la verité, on ne lui ôtera jamais sa force.

Un remede qui n'a rien de rebutant au goût, qui se réduit à quelques pincées de Poudre, qu'on avale avec tant de facilité, qui purge sans douleur, qui purge abondamment, qui nous laisse toutes nos forces, qui nous rend plus agiles & plus deliés, qu'on prend toujours sans danger, avec lequel on peut toujours tout esperer, & jamais craindre ; qu'on peut prendre & reprendre jusqu'à 40. 50. 60. fois de suite, & plus s'il étoit nécessaire ; & sans jamais ni s'epuiser, ni s'affoiblir ; avec lequel on peut toujours bien manger, (s'il n'y a fiévre) & avec lequel on mange avec appetit & avec bon appetit. Un tel remede, dis-je, a-t-il jamais eu son égal ? L'a t'on jamais inventé ? La faculté à t'elle jamais pû y parvenir, Et en fût-il jamais un plus doux ?

Or c'est-là mon reméde. C'est à tous ces traits que je le designe, parce que c'est à tous ces traits que je le connois, & que l'ont re-

verunt quotquot voluerunt facere de eo experimentum. Pro tali hoc ipſum do, per totam probitatem quam profiteor, & cum toto eo candore quem exigunt, & mea ætas, & meus honor, & conſcientia mea.

Poſt hæc reſtat aliud nihil, niſi docere modum eo utendi. pro quo ſit.

§. IV.

Modus quo debet ad uſum adduci meus Pulvis purgativus.

PArvi referret bonum tenere remedium, ſi ignoraretur modus eo benè utendi. Aptiora arma præ manibus inſani aut imbellis poſſunt fieri aut nociva, aut inutilia, remedium meum hâc imprimis prærogativâ donatur quod non poteſt eſſe nocivum; ſed defectu modi eo utendi poteſt fieri quod non totalem ſortiatur effectum qui poteſt ab eo naturaliter haberi.

Velle illicò quod remedium ita dulce, ita benignum, ſemel, aut bis aſſumptum, erradicet morbos quandoque uſquè ad oſſa radicatos: velle, illud exſiccare in inſtanti fluxiones, torrentes cauſatos ab ingurgitationibus coactis, & emotionibus furioſis; velle tandèm, quod vadat, primâ vice, ſeparaturum ab extremitatibus corporis Rheumatiſmos, podagras, ulcera, & ſimilia alia: in veritate dico, his ejus effectibus aliquandò mirabiliter gaviſus ſum; ſed hoc ſemper exigere, eſt ne rationi conſonum? Eſt ne ſic naturaliter poſſibile tranſire ab extremo ad extremum intacto medio? Prætenditur ne quod meus Pulvis habeat poteſtatem patrandi miracula, & reſſuſcitandi mortuos?

Curent ergò ſervare regulas hìc præſcriptas qui volunt conſolatione leniri, ſi non in ejus prodigiis, ſaltem in effectibus fauſtis & ſtupentibus, a nullo alio remedio aut ita feliciter præſtitis, aut ita promptè, aut ita dulciter, à tempore quo facultas in hoc indagando laborat.

1ª. Sit: nunquam ſumendus pulvis tempore horroris febris: non quod tùnc eſſet nocivus, ut prænotavi; ſed quia horror ſeu frigus febris attenuat & retardat ejus effectum. At ab introitu æſtus & quolibet alio tempore, quâlibet horâ, & in quâlibet diſpoſitione ſeu ſtatu ægroti, poteſt dari & aſſumi ſinè timore pro quolibet malo: pro quolibet enim, hoc probavi (ſolâ rabie caninâ exceptâ quia non mihi occurrit ſa-

connu

connu tous ceux qui en ont fait l'épreuve ; c'eſt pour tel que je le donne, par toute la probité dont je fais profeſſion, & avec toute la candeur que demandent ma profeſſion, mon âge, mon honneur, & ma conſcience.

Après cela je n'ai plus qu'à vous apprendre la maniere de vous en ſervir ; & c'eſt ce qui va faire le

§ IV.

De quelle maniere on doit ſe ſervir de ma Poudre Purgative.

PEU importeroit d'avoir un bon reméde, ſi l'on ne ſçavoit la maniere de s'en ſervir : Les meilleures armes entre les mains d'un inſenſé, ou d'un lache peuvent devenir ou nuiſibles, ou inutiles. Mon reméde a d'abord cette prerogative qu'il ne ſçauroit être nuiſible, mais faute de ſçavoir s'en ſervir, il peut arriver qu'il n'ait pas tout l'effet qu'on en peut naturellement attendre.

Vouloir d'abord qu'un reméde ſi doux & ſi benin enleve à la premiere ou ſeconde priſe, des maladies enracinées quelque-fois juſqu'aux os : Vouloir qu'il deſſeche à l'inſtant des fluxions & des débordemens cauſés par des engagemens forcés, & des émotions furieuſes : Vouloir enfin qu'il aille au premier coup détacher des extremités du corps des ſciatiques, des goutes, des ulceres & autres ſemblables ; à la vérité quelque-fois il a eu le bonheur de le faire ; mais, eſt-t'on raiſonnable de l'exiger toûjours ? Eſt-il donc poſſible naturellement d'aller d'une extrémité à l'autre ſans paſſer par le milieu ? Et prétend-on que ma Poudre ait le pouvoir de faire des Miracles, & de reſſuſciter les Morts ?

Qu'on ait donc ſoin de garder les Régles que je vais preſcrire pour avoir la conſolation de lui voir produire ſi non des Miracles, au moins des effets heureux & étonnans, que nul autre reméde n'a pû produire ni ſi heureuſement, ni ſi promptement, ni ſi doucement, depuis que la Faculté travaille à le chercher.

La 1. C'eſt de ne la jamais donner pendant le friſſon de la fiévre, non pas, comme j'ai déja, dit qu'elle puiſſe nuire alors, mais c'eſt que ce froid l'attenuë, & en retarde l'effet. Mais dès l'entrée du chaud, & en tout autre tems, à toute heure & en toute ſituation du Malade, on peut la donner ou la prendre ſans crainte pour toute maladie. Car je l'ai éprouvé pour toutes, a la rage canine près, faute d'en avoir l'occaſion. Bien aſſuré

F

nanda) certus quod nufquàm nocebit, & quod femper favebit. Certus etiàm, quod nullus morbus ftabit contra vim ejus, fi continuetur ejus ufus tempore fufficienti & modo præfcripto.

2ª. Debet affumi in aquâ calidâ, & affumptum ftatim uno ejufdem vitreo feu argenteo aut terreo fcypho tantillùm amplo inundari & juvari: poft unam horam, uno bono & decocto jufculo; & poft duas alias horas, alio fimili jufculo. Sic ejus virtus paulatim fe fe explicat, & ejus operatio eft abundantior & felicior. Non quod, non poffit affumi in vino jufculo thé café aptatum etiàm in pilulas fivè melle, fivè firupo, oleo; uno-quoque juxtá fuum guftum, & femper immediatè poft irrigatum uno bono jufculo; & poft duas aut tres horas alio: fed quia primus modus mihi videtur naturalior & efficacior. Et quotiefcunquè itur ad feceffum ebibere fcy-phum aquæ vel calidæ vel frigidæ, puræ vel pane tinctæ, ad diffolvenda falia & emollienda indurata & coagulata excreta.

3ª. Non faftidiri ex reiteratione remedii, ufquè ad perfectam fanationem. Sunt enim quidam morbi ita tenaces, & ita radicati, ut ad fui expulfionem exigant remedium quandoquè quindecies, quandoquè vigefies, trigefies, 40es. & etiàm fed raró 50es. & 60es. confecutivè fumptum; & hoc eft quod ultrà confirmat bonitatem mei remedii. Ubi enim unquàm remedium purgativum tàm dulce, & fimùl tàm efficax, quò potuerit uti facultas tot iteratis vicibus, abfquè eo quod fuccubuerit ægrotus? Cùm è contra meum reftituat ægroto vires, hunc ducendo ad radicalem & perfectam fanitatem.

Poteft evenire ut ii qui per longum tempus febri laborarunt aut alio morbo, abfquè eò quod fe fe purgaverint, non ftatim recipiant effectum mei pulveris. Poteft evenire etiàm in hâc occafione, ut a reliquo humorum tenacium & non facilè obedientium purgativo, febris aut alius morbus augeatur, aut etiàm naturâ mutetur; verùm hic eventus non debet commovere, aut terrere ægrotum, nec fibi affiftentes; quia tùnc replicato remedio, apparebit fubitanea mutatio, novâ tranquilitate ægroti. in his occafionibus expedit continuare remedium per plures dies confecutivè.

qu'elle ne faira jamais mal, & qu'elle faira toujours du bien; bien assuré encore, que nulle maladie ne pourra tenir contre sa vertu si on en continuë l'usage pendant un tems suffisant, & de la maniere que je demande.

La 2. C'est de la prendre dans un peu de l'eau chaude, & en boire tout de suite une bonne tasse; un heure après prendre un bon boüillon fait, & deux heures après en prendre un autre. Par-là sa vertu se dévelope insensiblement, & son opération est plus a-bondante, & plus heureuse, ce n'est pas, qu'on ne puisse la prendre encore dans du vin du boüillon du thé du Café en pilules en la paitrissant avec du miel, du sirop; & sur la fin deux ou trois goutes d'huile chacun selon son goût & toûjours en prenant alors immé-diatement après un bon boüillon, & deux ou trois heures après un autre. Mais c'est que cette premiere maniere me paroit la plus naturelle, & la plus éficace. Et toutes les fois qu'on va à la selle boire un verre d'eau pure ou panée pour aider au remede à dé-layer les sels, & amolir & détremper les glaires.

La 3. c'est de ne pas se rebuter par la réïteration du remede jusqu'à une parfaite guerison; car il y a des maladies si opiniâtres & si enracinées, qu'elles demandent qu'on en prenne quelque fois 15. quelque fois 20. 30. 40. & même 50. & 60. jours de suite, ce qui pourtant est très rare, & ce qui confirme toujours plus la bonté de mon remede. Car où fut-il jamais un purgatif assez doux, & assez éficace, dont la faculté ait pû faire un usage si réï-teré, sans faire succomber le malade? Au lieu que le mien au contraire, lui rend ses forces, en le conduisant à une radicale & parfaite guerison.

Il peut arriver que des personnes qui auront gardé long tems la fievre ou autre maladie, sans s'être purgées, ne recevront pas d'abord l'effet de cette Poudre, il peut arriver encore en cette occasion, que par un reste d'humeurs tenaces & difficiles à ce-der au purgatif, la Fiévre ou autre maladie augmente, & chan-ge même de nature, mais cette petite catastrophe ne doit point allarmer le Malade, ni ceux qui sont auprès de lui, parce qu'en lui faisant prendre alors une seconde prise, on s'appercevra d'un changement subit, par la tranquilité où se trouvera le Ma-lade. Dans ces occasions il convient d'en donner plusieurs jours de suite.

4ª. Sic regulandæ portiones pulveris, ita quod dentur à nativitate.

Ad annum.	20. Grana
Ab anno 1. ad 2.	25.
A 2. ad 4.	30.
A 4. ad 8.	40.
Ab 8. ad 12.	50.
A 12. ad 18.	55.
A 18. ad 60. Dragma una. vel.	60.

Portio ordinaria est pondus dragmæ unius, seú octavæ partis unius unciæ, vel sexaginta Granorum. Si ætas, aut temperamentum ægroti, exigat ut minuatur portio, æquâ lance libretur cùm Granis æris Cyprii, aut frumenti, aut Hordei benè nutriti.

Etsi temperamenta nostra differant inter se, & respectivè ad ætatem, ad constitutionem, ad mores, & ad statum seú conditionem uniuscujusque, difficile sit dare regulas generales; non ex hoc debet omitti usus mei pulveris. Si enim portio præscripta non sufficiat aut non operetur satis efficaciter super temperamenta tardiva, pertinacia & rebellia: opportet reiterando augere taxatam portionem quartâ, aut tertiâ, aut mediâ parte alteriùs portionis, absquè timore cujuscunque funesti eventus etiàmsi duplicaretur.

5ª. In quolibet morbo, etiám in febri ardentissimâ; etsi febris esset cùm Hæmorrhagiis, Eresipelatiis aut particularibus, aut universalibus, Phlegmonosis aut aliter; cùm Peripneumoniis, Appoplexiis aquosis aut sanguineis; cúm fluxionibus suffocantibus, cùm paroxismis asthmatis violentissimis, & cùm omnibus indiciis inflammationum: statim ac horror febris cessavit; dandus est absquè hæsitatione pulvis quolibet die ægroto, absquè eò quod ejus emittatur sanguis.

Quod si post septem aut octo horas a dato pulvere, non appareat aliquis bonus ejus effectus; dandus est iterúm conformiter ad id quod suprà dixi, idest, augendo portionem; præsertim in apoplexiis, incipiendo a duplici portione, & continuando a 4^{or}. ad 4^{or}. horas per simplicem portionem, usquè dùm ægrotus suas recuperaverit sensationes.

Quod si ægrotus indicat dispositionem securam & certam ad vomitum; opportet addere pulveri octo aut decem grana

La 4. C'eſt de regler les priſes, en ſorte que depuis la naiſſance jusqu'à un an, on en donne — 20. Grains
Dépuis un juſqu'à deux — 25.
Dépuis deux juſqu'à quatre — 30.
Dépuis quatre juſqu'à huit — 40.
Dépuis huit juſqu'à douze — 50.
Dépuis douze juſqu'à dix-huit — 55.
Et dépuis dix-huit juſqu'à ſoixante, un gros ou — 60.

La priſe ordinaire peſe un gros ou ſoixante grains. Si l'âge, ou le temperament du malade exige d'en diminüer la doſe; on ſe ſervira de balances bien juſtes, & de grains de Cuivre, ou à leur défaut, de grains de Bléd, ou d'Orge bien nourris.

Quoique nos temperamens ſoient differens, & qu'eu égard à l'âge, & la conſtitution, aux mœurs, & à l'état d'un chacun, il ſoit difficile de donner des regles générales ; ce ne doit pourtant pas être là une raiſon à ne pas faire uſage de notre Poudre, car ſi la doſe ne ſuffit pas, ou n'opere pas aſſés efficacement dans les temperamens tardifs, opiniatres, & rebelles ; il faut, en reiterant la Poudre, en augmenter la doſe preſcrite d'un quart ou d'un tiers, & même de la moitié ſans en craindre aucun ſiniſtre evenement, quand même on la doubleroit.

La 5. en quelque maladie que ce ſoit, fut-ce dans une fievre la plus violente ; la Fievre fut elle marquée au coin des Hemorrhagies, des Ereſipeles particulieres, ou univerſelles ; Phlegmoneuſes, ou autrement ; des Peripneumonies, des Apoplexies ſereuſes, ou Sanguines ; des Catarres ſuffocans, des Paroxiſmes d'Aſthme les plus violens, & de toutes les menaces d'inflammation. Deſque le friſſon eſt paſſé, il faut ſans heſiter la donner tous les jours au Malade ſans le faire ſaigner.

Que ſi 7. ou 8. heures après l'avoir donné, on ne voit pas de mieux ; il faut le reiterer, & en uſer comme j'ay dit ci-deſſus : je veux dire, en augmentant les doſes ; ſut-tout dans l'Apoplexie, commencer par doubler, & continuer de quatre heures en quatre heures a ſimple doſe, juſqu'à ce que le malade ait repris ſes ſens.

Que ſi le malade indique une diſpoſition aſſurée & certaine au vomiſſement ; il faut ajoûter a la Poudre 8. ou 10. grains de

salis vomitivi seù tartari emetici, & sic continuare usquè ad sanationem. At illud sal vomitivum non debet addi, nisi in casibus urgentissimis, hoc est, quandò vomitus est necessariò indicatus; quandò ægrotus gravatur extremâ plenitudine; quandò agitur de amplâ & promptâ evacuatione. Potest equidèm illud sal vomitivum dari separatum a pulvere, sed si detur cùm illo, effectus erit dulcior, seù mitior; evacuatio per secessum abundantior, & ægrotus minús alteratus & minús inflammatus.

Post usum salis vomitivi, necessarium erit redire ad pulverem meum, & illum dare per 4^{or}. aut quinque dies consecutivè ad refocillandum ægrotum, & præveniendas recidivas.

Hic pulvis est ita beneficus, ut cùm illo recuperentur faciei color & temperatura naturalis, ut post eum ventrem gestent ægroti facilem, liberum, & adversús omnem inflammationem munitum.

6^a. Ex omnibus variis ægrotis, soli illi qui febre laborant, debent solis sustentari jusculis; alii omnes possunt recurrere ad alimenta solida, & pro potu febricitantes debent uti aquà vel purâ, vel pane tinctâ: alii verò omnes addere aquæ, moderatum sed bonum vinum rubeum.

7^a. Tandèm: in morbis infantulorum, sicút & in morbis adultorum, etsi causati essent â lue venereâ, aut participatâ ad mammam, aut ex impuro commercio contractâ; ad sanationem radicalem oportet & illis, & istis dare pulverem sumendum per quadraginta dies consecutivè, manè cùm sunt jejuni, quolibet die unam portionem; & si infantuli adhùc lactantur, dandus est pulvis nutrici lactanti, & sic simùl & eodem tempore sanabuntur & nutrix & nutritus.

Potest meus Pulvis sumi sine timore sivè recens, sivé annosus; virtus ejus nunquám senescit.

CONCLVSIO.

A Sistemate in ipsâmet naturâ fundato, & rationum momentis ita fortiter stabilito; â sistemate cujus unusquisque in semetipso solidum sentit, & tali qualè exposui super morborum originem.

A remedio tot experientiis comprobato, ita securo, ita efficaci, ita prompto, ita dulci & cui mille aliis verificando indesinenter me offero; quod non collimat nisi ad ejiciendum

sel vomitif ou tartre émetique, & continuer ainsi jusqu'a guerison. Mais ce sel vomitif ne doit être ajoûté que dans des cas très pressans, je veux dire, quand le vomissement est necessairement indiqué ; quand le malade se trouve dans une extreme plenitude ; quand il est question d'une grande & prompte evacuation. On peut, il est vray le donner seul, mais si on le donne avec la Poudre, l'effet en sera plus doux, l'evacuation par le bas plus abondante, & le malade moins alteré & moins echauffé.

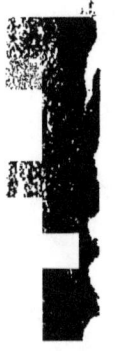

Après avoir usé du sel vomitif, il sera necessaire de revenir à notre poudre purgative, & d'en user pendant quatre à cinq jours de suite plus ou moins, pour rétablir le malade, & prevenir les rechutes.

Cette Poudre est si bienfaisante, qu'avec elle les malades recouvreront leur visage & leur tein naturel, ils auront le ventre souple, degagé, & a l'abri de toute inflammation.

La 6. c'est que de tous les divers malades, il n'y a que ceux que la fievre inquiete, qui doivent user de boüillons : tous les autres peuvent avoir recours aux alimens solides, & pour la boisson les premiers doivent user de l'eau pure ou panée ; & les seconds joindre à cette eau un peu de bon vin rouge.

La 7. c'est que dans les maladies des enfans, & dans celles des adultes, fussent-elles causées par la verole contractée ou à la mammelle ou par un commerce impur ; pour être gueri radicalement, il faut faire prendre aux uns & aux autres, la Poudre pendant 40. jours de suite, le matin à jeun, chaque jour une prise ; & si les enfans tetent encore, il faut la faire prendre à leur nourrisse, & la nourrisse & le nourrisson seront gueris en même tems.

La Poudre peut servir ancienne comme nouvelle, sa force & sa vertu ne vieillissent jamais.

CONCLUSION.

D'Un sisteme qui n'est établi que sur la nature même, & qui est appuyé par de si fortes raisons ; d'un sisteme dont on sent soy même le solide, & tel que je l'ay exposé sur l'origine des maladies.

D'un remede que tant d'experiences ont démontré être si seur, si efficace, si prompt, si doux, & que j'offre sans cesse à autoriser par mille autres ; qui ne tend qu'à ôter le fumier de

fimum de corpore nostro, & ad restituendam nobis sinè ullo periculo, sinè dolore, sinè violentià eam primam niditatem quam a creatore nostro accepimus.

A tali inquam sistemate, talique remedio, quid concludere? Quid deducendum? Et cujus opus est nisi solius rationis usus, tùm ad favorabiliter de eo sentiendum, tùm ad istud protinùs experimento probandum.

A tempore quo tot violenta & ambigua remedia fatigant, enervant, extenuant genus humanum; ubi visi sunt lue venereâ vitiati, qui radicaliter fuerint & perfectè sanati? Quot ex his miserabiliter periere? Quot inter eos qui adhùc in facie portant aut turpe sui infortunii probrum, aut indecoram suæ ignominiæ notam? Soli illi qui meo lavati sunt purgativo, utiquè soli illi hâc felicitate donati sunt, ut suas omnes recuperaverint vires, splenduerint suo nativo colore, suo floruerint primævo vigore, fuerintque, sinè ullo sui mali vestigio, radicaliter & perfectè sanati.

Remedium itaquè quod tàm perfectè potest tantum sanare morbum, qualem morbum non sanabit? de illo iteratum sermonem facio non aliâ ratione, nisi quia de aliis satis superquè locutus sum, & quia ex sanatione hujus, potest facilé conclusio deduci pro aliis. Quodnàm potest hic esse vitæ discrimen, ubi nullum discrimen est? Et quid non sperare, ubi totum sperare est?

Talè est iterum iterumquè remedium meum. Ad hoc ipsum omnem appello ægrotum, eum etiàm cui non videtur aliud restare nisi unus vitæ halitus. Aut enim tùnc spes adest, aut non? Si adsit spes, certum est quod remedium salutarem sortietur effectum. Si non adsit spes, quid prætenditur? Quid timetur? Non aliud periculum adest, nisi videndi lætanter se fuisse deceptos, & cessasse sperare, ubi adhúc sperare erat. Saltèm habebitur semper consolatio non moriendi per manum hominum, aut per eorum imperitiam. Saltèm non habebitur amaritudo videndi modo hos sub chirurgico scalpello perire, modo alios per opia, per æquivocationes, per &c. mortiferè venenatos.

Si moriamur, moriemur juxtà naturæ ordinem; quia non nati sumus ut semper viveremus; quia cuncta suo proprio deteruntur usu; quia suo proprio pondere cuncta labuntur;

notre

notre Corps, & nous rendre sans aucun danger, sans douleur, sans violence, cette premiere netteté que nous avons reçûe de notre Créateur :

D'un tel Sisteme, dis-je, & d'un tel remede qu'elle consequence tirer ! Et que faut-il que l'usage de la seule raison, pour conclurre en sa faveur, & en faire l'épreuve soi-même

Depuis le tems que tant de violens & avanturés remedes fatiguent, exercent, epuisent le genre humain ; où a-t'on vû des Veroles radicalement guéris ! Combien qui sont miserablement péris ! Combien qni portent sur leur visage l'empreinte de leur malheur, ou de leur ignominie ! Il n'y a que ceux qui ont passé par mon remede, non il n'y a qu'eux, qui ayent été assez heureux pour reprendre leur veritables forces, leur tein naturel, leur premier embonpoint, & être, sans aucune trace de leur mal, radicalement & parfaitement guéris.

Or un remede qui peut si bien guérir un si grand mal, quel mal ne guérira-t'il-pas ? Je ne reparle de celui-là, que parce que j'ai assez parlé des autres, & que de la guérison, de celui-là, on peut aisement tirer la consequence pour bien d'autres. Que risque-t'on ? Quand on ne risque rien, & que ne pas esperer ? Quand on espere tout.

Tel est encore une fois mon remede : c'est à lui que j'appelle tout malade n'eut-il plus qu'un soûpirs de vie, car : ou il y a esperance, ou il n'y en a plus ; s'il y a esperance, il est certain qu'il produira un bon effet ; s'il n'y en a plus, que pretend t'on ? Que risque t'on ? On ne risque que de s'être trompé & d'avoir cessé d'esperer où l'on pouvoit esperer encore. Au moins aura t'on toûjours la consolation de ne pas mourir par la main des hommes, ou par leur malhabilété : au moins n'aura t'on pas le déplaisir de voir tantôt les uns perir sous la Lancette, tantôt les autres être empoisonnés par des Opium, par des Quiproquo, par des, &c.

Si l'on meurt, ce sera selon l'ordre de la nature ; parce que nous ne sommes pas nés pour vivre toûjours. Parceque tout s'use par son propre usage, parce que tout tombe par son propre poids : parce enfin que les forces que nous avons reçûës de notre Créateur sont plus ou moins vigoureuses dans les uns ou dans les au-

G

quia vires a Creatore datæ funt in uno vel alio magis aut minús vegetes, fecundúm ejus voluntatis beneplacitū, & conformiter ad fapientiffimas & femper adorabiles ejus providentiæ leges.

Et hoc eft quòd ità feliciter expreffit unus ex meis amicis, in quibufdam verfibus, quibus in gratiarum actionem, die fuæ fanationis me honorare voluit; ut crediderim me potuiffe abfquè ruboris culpâ, hos publicæ committere utilitati. Ecce itaquè quomodò fe exprimit.

O TU, illæfa cui rerum natura creata,
Quam tamèn argutè providus arte foves.
Mens ALHAUDE, tibi præftans in corpore parvo,
Quæ Medicamen habet cuncta fanare valens.

O tyro celebris, celfi divique Magiftri,
Secretum veneror, fit tibi, laudo, tuum.
Aft cur non ego, Rex juftus, aut Papa fupremus,
Effes tu Medicus protinùs ipfe mihi.

Hoc, mi ALHAUDE, fcio, femper tu luges amarè,
Qui pereunt hominum, quod vides exitium,
Tu qui fcires eis protendere tempora longa,
Sufpirans tecum, lumina mæfta gero.

At fic per populos ufus dat jura, modumquè,
Malunt ire citò, fi jubet error avus;
Quam perftare diù, quàmvis per lumina clara,
Lumina fi clara hæc, incomitatus habet.

O viri incauti, viro huic confidite cauto,
Poft probata diù, poft & rutilantia facta,
Sûnt ne adeò vobis pervilia tempora vitæ;
Obfirmatâ ut eam defpicere mente velitis?

Sumite PULVEREAM medicinam, & nominis umbra,
Chymica, non fubeat vos terror nec timor anceps,
Chimia nulla fubeft; nàm pulvis fimplificus ftat,
Totum, quo conftat, fapor eft atquè utile vitæ.

Quantúm ad pretium, conftat, & in hoc facilè confentiunt omnes, quòd fi cuiquam alteri contigiffet tantùm adinveniffe Remedium, non amiffiffet occafionem afpirandi per illud ad rapidam, fplendidamquè fortunam.

Verùm, ego cui ejus indagatio fuit feries immenfa laborum, fatis me compenfatum reputo, túm felicitate inventio-

tres., selon qu'il lui a plût de nous les donner ; & que sa sage & toujours adorable providence l'a reglé.

Et c'est ce qu'a si bien exprimé un de mes amis dans quelques vers qu'il m'envoya le jour de sa guerison, que j'ai crû pouvoir faire ceder sans scrupule ma modestie au bien & à l'utilité du Public en les lui communiquant. Voici donc comme il s'exprime.

TOy qui sans déranger l'œuvre de la nature,
Trouve l'Art de la conserver ;
AILLAUD t'on bel esprit, sous ta foible figure,
Cache un Remede à tout sauver,

Illustre nourrisson du celeste Esculape,
J'adore ton secret divin,
Mais que ne suis je, ou Roy, ou Pape,
Pour te faire mon Medecin.

Je le sçais cher AILLAUD, tu déplore toûjours,
Le malheur des Mortels qui sous tes yeux perissét,
Toi qui sçais le secret de prolonger leur jours,
Je gemis avec toi, & mes yeux en pâlissent.

Mais tel est l'ascendant de l'usage commun,
On aime mieux mourir par erreur populaire,
Que de vivre long-tems par connoissance claire,
Qui ne réside que dans un.

O insensez mortels suivés cet homme sage,
Après trente ans d'épreuve, & des faits évidens;
La vie est elle donc, d'un si peu cher usage,
Que vous la méprisiez par des entêtemens.

Prenez tous de sa Poudre, & que ce nom Chymique,
Ne vous fasse point peur, ne vous étonne pas;
Point de Chymie ici, la Poudre est simplifique,
Tout y est à la vie, ou utile, ou appas.

Quant au prix il est constant, & on en conviendra aisément, que tout autre qui eut fait la decouverte d'un si grand, & si salutaire remede, n'auroit pas manqué de s'en prévaloir pour s'élever à une rapide & éclatante fortune.

Pour moi, à qui il en a couté tant de peine, de soins, & de veilles, je me crois assez bien recompensé par le bonheur de la seule

nis tanti thesauri, tùm consolatione utilitatis Publicæ, eâque adimplendi munera meæ professionis.

Non, non aspiro equidem, dando meum Purgativũ, ad videndas hæreditates meas tumere, & augeri per expeditã ejus continuatamque venditionem, contentus lustrandi oculis arata ruris jugera, quæ mei coluere Patres, hoc unum ambio, tranquillum explens vitæ cursum, ut fructus tàm longi, tamquè duri laboris non sit deperditus; & si conciperetur quanti mihi remedium constat, non dubitaretur de mei proprii lucri neglectu.

Ad viginti & quinque asses portio una, si fiat supputatio exacta; invenietur quod purgativum istud est non solùm mihi modicissimi lucri; sed etiàm cuilibet alteri modicissimæ expensæ, respectivè ad alia purgativa; sivè per semetipsum, sivè per suos promptos & mirabiles effectus. Pro tribus aut quatuor libris quandoque pro minùs, periculosis sanari morbis; pro circiter quadraginta, sanari radicaliter lue venereâ; pro circiter triginta vel quadraginta & quandoquè pro multò minùs, sanari Phthisi, Peripneumoniâ, cancere, ulceribus, vertiginibus & aliis; qualis differentia inter istas expensas, & expensas inseparabiles ab usu mercurii & aliorum remediorum. Expendere multúm, & nunquàm per illa esse perfectè sanatum! & cúm his amittere dentes, colorem nativum, vires, sæpè vitam; qualis exitus!

Sed talè est mei cordis pondus innatum. Credo me debere alios facere participes ejus cujus me Deus participem fecit, & vitam cúm dolore desererem, si tàm utilè remedium mecum inhumaniter contumularem. Ars medica quam sinè fictione didici, & quam sinè invidiâ communico; ars illa, inquam, cui sum ego tanti boni debitor, hoc idem à me omni momento repetit, urget me socialis publici amor, & ut assentiar satis est & superabundè.

FINIS.

découverte de ce tréfor, par la confolation de pouvoir être utile à tous, par celle de remplir les devoirs de ma profeffion.

Non je n'afpire pas en donnant mon Purgatif, de voir par un débit continuel, groffir mes héritages ; content de voir la trace des Sillons dans les champs que mes Peres ont cultivez, je défire feulement, en coulant tranquilement le refte de mes jours, que le fruit d'un fi long, & fi penible travail, ne foit pas perdu. Que fi l'on comprenoit à combien ce remede me revient, on n'auroit pas de la peine à convenir de mon défintereffement.

A 25. fols la prife fi l'on fuppute bien; on trouvera que non feulement j'y gagne très-peu, mais encore que ce Purgatif eft à meilleur marché que tout autre, foit par lui même, foit par fes prompts & merveilleux effets. Pour trois ou quatre livres, quelque fois pour moins, être gueri de dangereufes maladies ; pour une cinquantaine, être gueri radicalement de la verole, pour une trentaine & quarantaine, quelquefois pour beaucoup moins, être gueri de Phthifie, de Peripneumonie, de chancres, ulcères, vertiges &c. Quelle difference des dépenfes inféparables de l'ufage du mercure & autres remedes, & n'être jamais bien gueri ? Et perdre fes dents, fon tein, fes forces, fouvent la vie.

Mais tel eft le penchant de mon cœur. Je crois devoir faire part de ce que Dieu m'a départi, & je mourrois avec regret, fi j'enfeveliffois avec moi un remede fi utile. La Profeffion que j'ay exercé & que j'exerce encore avec exactitude, cette Profeffion, dis-je, à qui j'en fuis redevable, me le redemande à tout moment; l'amour du Public me preffe, & c'en eft affez pour me rendre.

FIN.

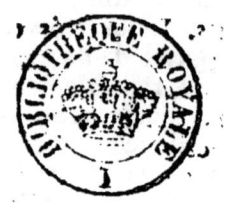

INSTRUCTION
SUR L'USAGE DE LA POUDRE
DE MONSIEUR AILHAUD,
Docteur en Médecine de la Ville d'Aix en Provence.

Nous avons crû, pour l'utilité & l'instruction du Public, devoir joindre à la distribution de notre Poudre, les observations suivantes.

1°. Que notre Poudre attaquant la cause generale des maladies, je veux dire, les humeurs vicieuses & nuisibles à la libre circulation du sang, comme nous l'avons démontré dans nôtre dernier traité de 1742. on ne doit pas être surpris si nous l'apellons un Remede general. Il n'y a qu'à lire ce même traité que nous faisons distribuer par tout où nous faisons distribuer notre Poudre, on y verra clairement que l'origine des Maladies n'est pas dans le sang, mais dans les humeurs non philtrées detenuës dans le sang, & qui derangent sa libre & naturelle circulation; on y verra combien sont nuisibles tous ces remedes violens qu'une longue pratique a mis en crédit, mais qu'un juste discernement doit décréditer; on y verra également combien sont inutiles plusieurs autres remedes legers dont on amuse les Malades, & qui n'en guerissent jamais aucun, parce qu'ils ne vont jamais jusqu'à la racine du mal, c'est-à-dire jusqu'à l'évacuation de ces humeurs vicieuses & tenaces, de ces anciennes obstructions, de ces vieux excremens, en un mot, de ce fumier qui est dans le corps & qui l'empeste.

Qu'on se desabuse, tant qu'on n'ira pas à la racine du mal on ne guerira jamais radicalement. Or, dans ce même traité on verra encore que c'est à notre Poudre, par préference à toute autre, qu'apartient de purger assez doucement pour ne jamais deranger la nature dans ses libres operations, comme tous les remedes violens sont capables de la deranger, & assez efficacement pour déraciner le mal quel qu'il puisse être, pourvû qu'on en continuë l'usage selon les regles ci-jointes.

Ce qui doit d'abord rassurer tout le monde, & ce qui fait voir évidemment l'excellence de notre Poudre, c'est qu'on peut la prendre & réprendre jusqu'à 40. 50. 60. jours de suite, & plus encore s'il est nécessaire, sans crainte d'aucun sinistre évenement, ce qui jusqu'à la découverte de mon secret, n'avoit pas été; car quel autre purgatif assez doux & assez efficace a pû être ainsi réiteré si souvent &

tout de suite, sans faire succomber le plus robuste malade ? avec le mien au contraire on reprend ses forces à mesure qu'on le prend.

2°. On ne doit pas non plus s'étonner si nous ne fixons pas le nombre des prises pour chaque maladie en particulier, c'est que les mêmes maladies ne sont pas également enracinées dans le corps, & que c'est de leur invéteration ou malignité que dépend une plus prompte ou plus tardive guerison.

Nous avons vû des crachemens de sang, des coliques, des fievres, des fluxions, des flux & plusieurs autres maux, être gueris par 1. 2. 3. 4. prises; mais quelquefois il en a fallu beaucoup plus: cependant la verole passe très-rarement 40. prises; l'épilepsie 40. l'hydropisie 30. le rhumatisme 20. 30. 40. les vertiges 12. 15. 20. 30. la paralisie & la peripneumonie 8. 10. 12. les érésipeles 5. ou 6. les coliques 3. ou 4. les hemorroïdes 3. 4. 6. 8. 10. les retentions d'urine 5. ou 6. les ulceres 5. 6. 8. 12. les écrouëlles 10. 12. 15. 30. 40. les tumeurs, les contusions 4. 6. 8. 20. 30. le tenesme, la dissenterie 1. 2. 3. 4. 6. 8. le rhume avec fievre 3. 4. 6. les fluxions 2. 4. 6. les fievres tierces, quartes, malignes 4. 6. 8. 10. 12. 15. 20. les supressions, ou pertes du sexe 6. 8. 10. les fleurs blanches 30. 40. les opilations 10. 12. 15. la rougeole 2. 3. 4. 5. 6. les rougeurs, boutons & gales du visage 6. 8. 10. 12. En un mot, la veritable regle est d'en prendre toûjours jusqu'à la parfaite guerison pour quelque maladie que ce puisse être, & ne craindre jamais aucune mauvaise suite, parce que notre Poudre est incapable d'en produire par elle-même, & qu'elle n'est capable que de faire du bien.

3°. Qu'on ne la doit jamais prendre pendant le frisson de la fievre, parce que ce froid l'attenuë & en retarde les effets, mais dès l'entrée du chaud, & en tout autre tems, on peut la prendre sans aucune crainte.

4°. Que pour la prendre on n'a qu'à la délayer dans un peu d'eau ou chaude, ou naturelle, dans du vin, du bouillon, du thé, du caffé, ou en former des pillules en la paitrissant avec un peu de miel ou de sirop, & sur la fin deux ou trois gouttes d'huile, chacun selon son goût.

Mais de quelque maniere qu'on la prenne, il faut immediatement après prendre un bouillon *fait & dégraissé*, & trois heures après un semblable bouillon, & chaque fois qu'on va à la selle boire un verre d'eau pure ou panée, chaude ou naturelle, pour aider à délayer les sels, amolir & détremper les glaires; on peut également boire dans l'intervalle des deux bouillons, si on a soif, & diner trois heures après ce second bouillon.

5°. Qu'on doit regler les prises, en sorte que

Depuis la naissance jusqu'à un an, on en donne . . . . . 20. grains.
Depuis un an jusqu'à 2. . . . . 25. g.
Depuis 2. ans jusqu'à 4. . . . . 30. g.

Depuis 4. jusqu'à 8.	40. grains.
Depuis 8. jusqu'à 12.	50. g.
Depuis 12. jusqu'à 18.	55. g.
Depuis 18. jusqu'à 60.	60. g.

La prise ordinaire est de 60. grains, & si la simple prise n'opere pas assez efficacement dans les temperamens tardifs, opiniâtres & rebelles, il faut en réiterant la Poudre, en augmenter la dose d'un quart, d'un tiers, & même de la moitié, sans rien craindre, quand même on la doubleroit.

6°. Que si 7. ou 8. heures après l'avoir donnée on ne voit pas du mieux, il faut la réiterer & en augmenter les doses, sur tout dans l'apoplexie, commencer par doubler & continuer de 4. en 4. heures à simple dose, jusqu'à ce que le Malade ait repris ses forces.

7°. Si le Malade indique une disposition assurée & certaine au vomissement, il faut ajoûter à ladite Poudre 3. 4. 5. ou 6. grains de sel vomitif, ou tartre émetique, plus ou moins, selon la maniere dont il est composé ; mais ce sel vomitif ne doit être ajoûté que dans des cas très-pressans, c'est-à-dire, quand le vomissement est nécessairement indiqué, quand le Malade se trouve dans une extrême plenitude, quand il est question d'une grande & prompte évacuation : on peut, il est vrai, le donner seul, mais si on le donne avec la Poudre, l'effet en sera plus doux, l'évacuation par le bas plus abondante, & le Malade moins alteré & moins échauffé, & après avoir usé de ce sel vomitif, il conviendra toûjours de revenir à la Poudre & d'en user à simple dose pendant deux ou trois jours, plus ou moins, pour rétablir le malade & prévenir les rechûtes.

8°. Il n'y a que ceux qui ont la fievre que nous assujetissons aux bouillons, les autres doivent prendre des nourritures solides, une bonne soupe matin & soir, bon bouilli, bon roti, quelque compote de poires ou pomes à demi sucre, chacun selon ses moyens, un peu de bon vin rouge, & alors se dispenser des fruits cruds, des saignées, mercure, ptisanes, & de toutes autres drogueries ou amusantes ou dangereuses, & toûjours dispendieuses ; par là notre remede viendra à meilleur marché que tous les autres ; toute la dépense se reduira au seul achat de la Poudre, & avec elle on reprendra sa santé, son tein naturel, un ventre souple, dégagé, & à l'abri de toute enflure & inflammation.

9°. Quand à ceux qui ont la verole, ils n'ont besoin que de prendre notre Poudre pendant 40. jours le matin à jeun, selon les regles susdites, pour en être radicalement gueris, reprendre leur tein naturel, & sans aucune trace de leur mal : que si c'est une femme enceinte, ou une nourrice, qu'elle la prenne de même pendant 40. jours, & en se guerissant elle même elle guerira en même tems l'enfant qu'elle porte ou qu'elle nourrit.

10°. Il peut arriver que des personnes qui auroient gardé long-tems la fievre ou autre maladie, sans être purgées, ne recevront pas d'abord l'effet de cette Poudre : il peut même encore arriver que la fievre, ou autre maladie augmente & change même de nature. D'où vient cela ? la raison en est évidente, c'est que la Poudre trouvant alors des vieilles obstructions, des grands engagemens, des vieux levains d'humeurs, ne fait que les remuer & n'a pas la force de les dissoudre & les expulser : que faut-il faire alors ? il ne faut aucunement s'allarmer, mais il faut repliquer la Poudre sans crainte & en augmenter même la dose, & bientôt après on verra le Malade tranquille & le mal ceder au purgatif ; dans ces occasions il convient d'en donner plusieurs jours de suite.

11°. La susdite Poudre peut servir ancienne comme nouvelle ; sa vertu ne vieillit point ; on peut avec elle vaquer le matin aux affaires de la maison, l'après dîné à celles de la ville, chacun selon l'état de sa maladie, selon ses forces, selon que le beau tems le permet.

La même Poudre se débite chez les RR. PP. Carmes Dechaussés dans toute la France, le Comtat d'Avignon, la Savoye, excepté à Paris, où on la trouvera chez Mr. Moreau, Commis à l'Hôtel des Postes, ruë de la vieille Monnoye, & à Bayonne chez Mr. Correge Directeur des Postes & Trésorier des Fortifications.

On débite encore ici à Aix, chez les Carmes Dechaussés, une Liqueur intitulée, *Rosée de Vie & de Santé*, dont j'ai fait des experiences sans nombre, qui est excellente au goût, & qui est souveraine pour les abattemens d'estomac, pour les aigreurs, acides, renvois, dégoûts, vers, &c. Quand ma Poudre trouve l'estomac trop affoibli, ce qui se connoît quand le Malade avec elle ne prend pas apetit, quand les excrémens sont blanchâtres, sans liaison & argilleux ; alors on peut user en toute sûreté & avec profit de cette Liqueur, non pas en la prenant en même tems que la Poudre, car une empêcheroit l'effet de l'autre, mais alternativement, après 6. ou sept prises de la Poudre, prendre pendant 6. ou 7. jours, & plus, le matin à jeun 2. cuillerées à bouche de ladite Liqueur environ deux heures avant le dîné & autant le soir environ 2. heures avant le soupé, & puis revenir à la Poudre. Il n'y a point de maladie qui puisse tenir contre ces deux remedes, quand on sçait ainsi en faire usage.

Le prix de la Poudre est de 25. sols la prise.

Le prix de la Liqueur est de 3. Liv. la livre, la plus petite bouteille est d'un quarteron à 15. sols.

Que ceux qui voudront nous écrire ayent le soin d'affranchir leurs lettres.